「ひざの痛み」に7つのゆらゆら体操

[illegible]底終結膝蓋痛

10分鐘神奇甩甩體操

鈴木登士彥──著
楊毓瑩──譯

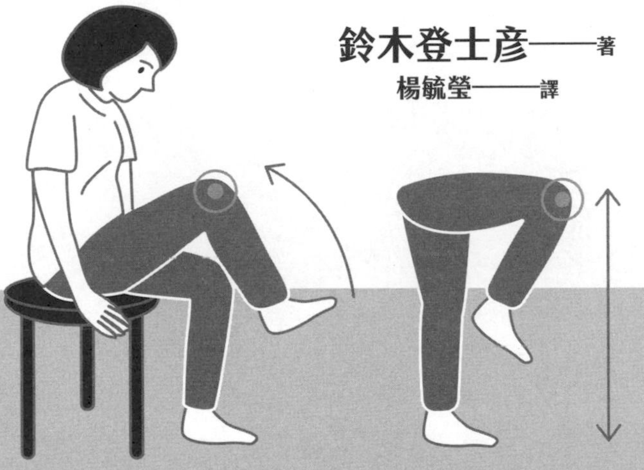

奧運選手、政商名流、知名藝人
都在做的最強膝蓋保健操

膝蓋卡卡／突然無力、站不穩／上下樓梯有困難……
在家就能做的7個簡單動作，解決一直治不好的膝蓋疼痛

前言

只有你能拯救「發出悲鳴的膝蓋」！

——經10萬人見證的「放鬆治療」法

「膝蓋疼痛」包含了各種症狀。

有些人「覺得最近膝蓋怪怪的……」，也有人「去醫院也治不好」。

除此之外，還有膝蓋僵硬、活動度降低、跪坐時會痛、不敢爬樓梯、膝蓋積水等……。

我彷彿可以聽到這些人的膝蓋在哀號。

不過，無論你有任何症狀都不用怕！本書的「甩甩操」可以讓你明顯感受到效果。

尤其，對於聽信所有「有益膝蓋」的偏方、卻還是治不好膝蓋的人，這更是個好消息。因為萬年無法根治的膝蓋疼痛，有很大的機會可以透過「甩甩體操」獲得改善。

這是因為醫院的療法與我為病患實施的自然手技療法，是完全不同治療方式。身為東京世田谷手技均整院院長的我，至目前為止已經為10萬名以上的患者解決健康問題。

我所做的，是「**從根本讓身體恢復健康**」。

我不僅對症治療疾病和不適的地方，更喚醒病患沉睡的自然治癒力。

接下來要介紹的「甩甩操」，也是基於這樣的想法而來。不需要藥物或特殊道具。這個方法讓你**「靠自己的力量」，忘卻膝蓋的疼痛**。

❖「放鬆」身體，通體舒暢！

「甩甩操」針對的不只是疼痛的膝蓋，還要活動到膝蓋看似毫無關係的腰部、肩膀及手臂等全身部位。

甩甩操之所以能有效改善膝蓋疼痛，是因為**全身是「連結在一起的」**。

我會在本文中詳細說明這一點。我們膝蓋的結構在人體中是獨一無二的。

每天忙碌過日子、長年姿勢不當，所有的負擔都是由膝蓋在承受。

因此，為了不讓默默忍受、發出哀號的膝蓋有更大的負擔，我們應該停止「治標」，改以「治本」的方式改善膝蓋的疼痛。

這並不難。這些體操非常簡單，每個人都可以在家裡做，而且整套做下來一天只要10分鐘！

光是做甩甩操，就能矯正身體的歪斜、調整姿勢，消除膝蓋疼痛。而且，還能強化支撐身體的肌肉，甚至增強體力……。大家一定會對效果感到驚奇。

原本痛到需要動手術的膝蓋變好了、讓患者可以再度去旅行等……，我收到了許多令人振奮的回饋。

請務必從簡單的動作做起。一開始只要選擇自己能力範圍內的動作即可。每個體操盡量一天做三次，這樣就能及早改善膝蓋問題。

●忘掉膝蓋的問題，盡情做自己喜歡的事。

●活動量增加、體力變好，飯變美味了。疲勞也很快就消失了。

●煩惱減少，心情開朗，天天開心……。

我相信讀過這本書、每天過這樣的生活，不只對你有好處，也會為你身邊的人帶來益處，甚至能造福社會。

鈴木登士彥

目錄

第2章 消除膝蓋不適的「甩甩操」

第3章

調和全身的「甩甩操」和練習「不會對任何部位造成負擔的姿勢」

第4章

小習慣讓膝蓋更輕鬆

第5章

一次解決「膝蓋的煩惱」！

第6章 想要擁有「永遠勇健的膝蓋」，飲食也非常重要

第1章

揪出疼痛的「真正原因」，竟然神奇地變得神清氣爽！

這種疼痛會毫無預警地纏上任何人

大家好，我是鈴木登士彥，是東京世田谷區世田谷手技均整院的院長。

我還是學生的時候，曾立志當舞台劇演員，但由於身體的問題，被迫放棄這個夢想。因此，我投入手技療法的世界，研發出現在的「自然手技療法」。

目前為止，我已經替累計超過10萬名以上的顧客改善身體的問題。本書可以讓我們從「膝蓋疼痛」的煩惱中解脫。

手技療法可改善各種身體的問題，為何我偏偏選擇「膝蓋疼痛」作為主題？這是因為**幾乎人人都有膝蓋痛的問題**。

在現代，很多人邁入中老年後，都曾經覺得膝蓋怪怪的或感到疼痛。當然，其中有些輕症會不治而癒。然而，多數膝蓋疼痛只會越來越加劇。最後惡化成退化性關節炎（Osteoarthritis）。一旦惡化到這種情況，就必須一輩子被膝蓋的問題糾纏。

並且，令人害怕的是，這種情況幾乎都是**「不明原因」**導致的。

大家都是從某個時候開始覺得膝蓋怪怪的，然後讓問題持續惡化……幾乎所有的人膝蓋問題都是照這個模式發展。

例如，你是否曾經有以下這些感覺？

- **最近上下樓梯，覺得不舒服**
- **想從椅子上站起來的時候，膝蓋不好施力**
- **走久一點之後，膝蓋會開始覺得痛**
- **跪坐的時候，動作要小心翼翼……**

剛剛舉的例子，都是日常生活中很普遍的動作吧。然而，應該也有很多人對這樣的情景很熟悉吧。

來找我的患者當中，就算是膝蓋問題很嚴重的人，絕大多數起初也只是這些小問題而已。

沒有受過傷，膝蓋卻慢慢出現問題，繼續惡化後會如何？你必須及早阻止症狀惡化。

如果你想
「舒緩」這些疼痛……

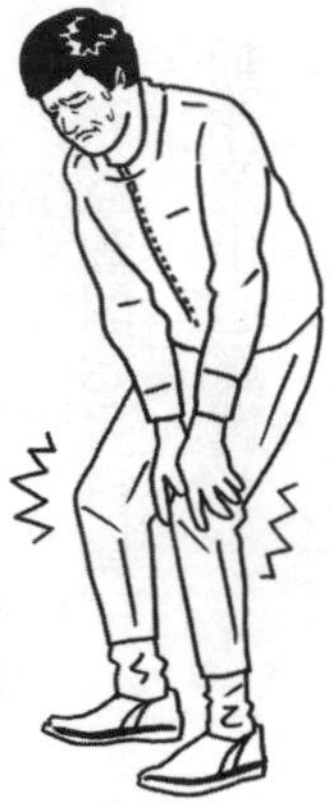

走久一點之後，膝蓋會
開始覺得痛。

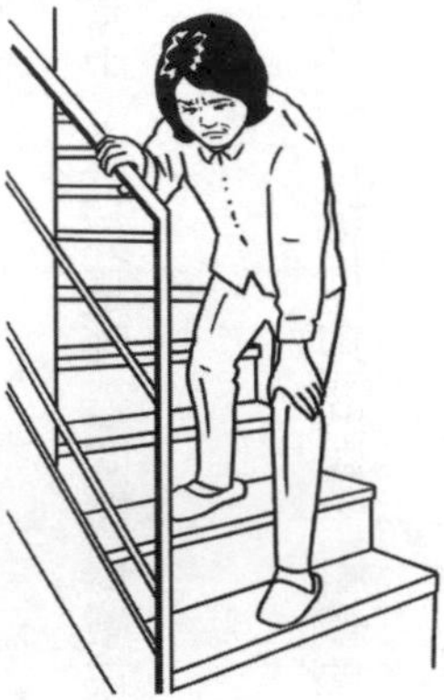

最近，上下樓梯時，
覺得膝蓋怪怪的。

➡ 那就及早開始做「甩甩操」，
及早改善！

光「治好會痛的地方」是無法治本的

我經常聽到患者說「因為膝蓋痛，所以才去醫院或整骨院治療，但沒有完全治好。反而覺得好像在慢慢惡化」。從我的立場來看，一點都不意外。

因為，他們在說膝蓋痛難治療之前，根本不知道是什麼原因造成膝蓋痛。

為什麼連本人都想不出原因，膝蓋卻壞了？其實原因有很多。

首先，當體重隨著年紀增長而增加，膝蓋的負擔也會加重。並且，全身的肌肉會隨著年紀而退化，這也是導致膝蓋退化的原因之一。

然而，幾乎沒有人知道讓膝蓋壞掉的「最根本原因」。

這個最根本的原因，就是**患者本身的「身體歪斜」**。

每個人「活動時，都有自己的不良姿勢」，這些不良姿勢會增加膝關節的負擔，導致膝關節逐漸受損。

❖你有察覺到自己「活動時的不良姿勢」嗎？

日常生活中或許你沒有自覺到，但我們每個人的身體，幾乎都有點「歪」。

這是不良姿勢所導致的。例如：

- 有人從後方叫你的時候，你永遠都是從左邊向後轉。
- 穿褲子都是先套左腳。
- 把電話夾在左肩，邊講邊打電腦。
- 等紅綠燈的時候，都是先跨右腳。
- 泡澡的時候，都是右腳先踏入浴缸……。

這都是大家行動時的不良習慣。有越多這些習慣的人，身體越容易偏向一邊，出現歪斜。

另外，你是「右撇子」還是「左撇子」？

幾乎每個人都有自己的慣用手或慣用腳。而**「慣用手」也是造成身體歪斜的原因**。

這些「不良姿勢」會讓身體變歪

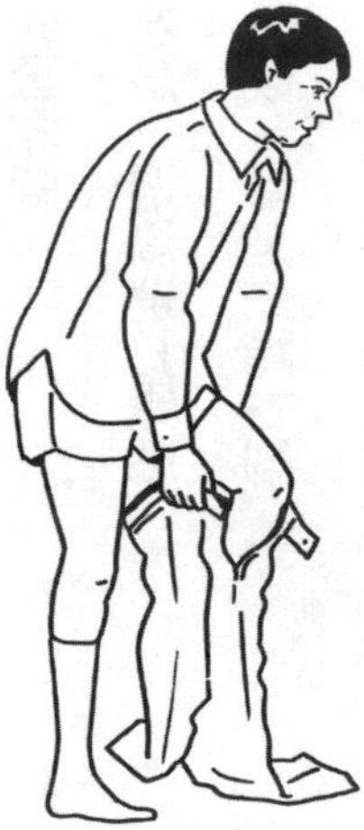

穿褲子的時候，
總是先套同一隻腳？

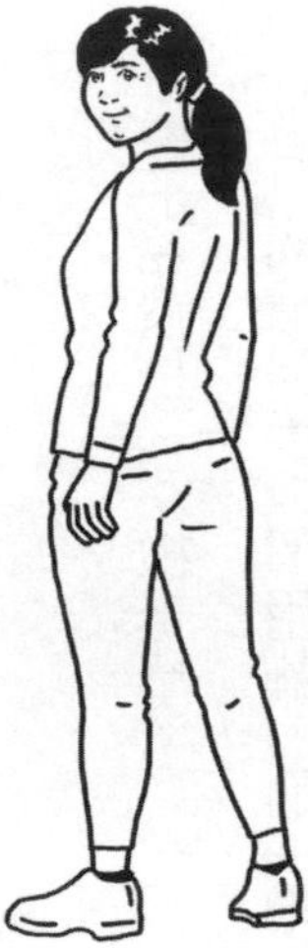

習慣從同一側轉頭？

在日常生活中，動作明顯經常偏向同一側的人，**身體越容易產生「常用的肌肉」和「沒有用到的肌肉」，而且這樣的差距會與日俱增**。

就我看來，這樣的差異就像是乳牛身上的黑白花色。而花色差距越明顯，就會更加速身體的歪斜。

你有沒有這種經驗，拍團體照的時候，你覺得自己是正面看向鏡頭，攝影師卻叫你「臉稍微往左轉一點！」

「我已經轉正了啊……」

你或許有過這種莫名其妙的經驗吧。沒錯，這代表身體已經歪了。然而，為什麼我們自覺不到呢？

❖你的身體也會發生「連鎖性歪斜」，到底是什麼？

原因就出在「連鎖性歪斜」。

假設身體某部位發生問題、產生歪斜。那麼，為了要配合一開始出現歪斜的部位，身體的其他部位也會開始跟著傾斜。

這就是「連鎖性歪斜」的運作。

「連鎖性歪斜」聽起來很可怕，但是這其實是人體很棒的功能，也就是「**當某個部位發生問題，全身會跟著慢慢變歪，取得協調以將傷害降到最小**」。

例如，右肩往下沉的話，身體會往右傾斜。這樣一來，就算你想往直走，也會慢慢偏向右邊。

由於這樣會造成困擾，身體為了讓人在右肩下沉的狀態下也能直走，就會調整各個部位。

一旦發生「連鎖性歪斜」，為了保持全身協調，身體會逐漸歪斜。因此，若不是直接放一根尺在臉旁邊做比較，當事人和旁人都不會注意到當事人身體已經歪了。

❖為什麼「腳踝扭傷，連頭都會歪掉」？

讓我們來看看實際的例子。假設一個人扭傷了腳踝。腳踝扭傷後，會產生下列的連鎖反應。

膝蓋↓髖關節
骨盤↓脊椎
胸廓↓頸椎
下顎關節↓頭的位置

「連鎖性歪斜」會照這個程序發生。

因此，全身會利用「歪斜」去配合局部的「歪斜」，腳踝扭傷所造成的影響則會擴及到頭部（也可能因為事故等原因，只有頭部歪一邊，而不會產生「連鎖性歪斜」。這種情況下，由於缺乏整體的協調，所以一眼就能明顯看出身體的歪斜。）

❖「膝蓋痛」的真面目是……

為了取得整體的協調，人體會產生代償作用，導致身體有三個部位會出現異常。

這三個部位分別為腰、頸及膝蓋關節。

身體主要會犧牲這三個部位，由它們承受全身的歪斜。

然而，這個系統當然也有極限。身體不可能無限制地歪斜，因此一旦全身嚴重歪斜，這三個部位就會因為承受不了而受損。

沒錯，這就是原因不明的膝蓋痛的根本原因。**由於無法在承受其他部位的歪斜，所以出現腰痛、頸椎痛或膝蓋痛的症狀。**

❖下半身唯一沒有固定住的關節

在腰、頸、膝蓋這三個關節中，**膝蓋是最容易產生歪斜的部位**。膝關節沒有與軀幹連接，也沒有接觸到地面，因此是沒有固定住的關節。所以，膝蓋的歪斜幅度會明顯大於其他關節。

如果在嚴重歪斜的狀態下持續使用膝蓋，膝關節就容易出現問題。許多膝蓋疼痛和不適感，其實**問題都不是出在膝蓋，而是其他部位**。

看到這裡，你就明白為什麼我在本節一開始就說，光是保養膝蓋，也無法解決膝蓋痛的問題了吧！

現在很多醫院和整骨院治療膝蓋的方式，都是「見樹不見林」。

只看到「膝蓋痛的問題」，而不了解膝蓋受損的真正原因在於「全身的歪斜」，便無法改善膝蓋疼痛，甚至可能導致惡化。

當你的膝蓋出現疼痛和不適，你**必須及早檢討自己的不良姿勢，恢復全身的平衡**。

因此，本書介紹的方法，並不是只為了養護膝蓋。透過保養「全身」，才能解決膝蓋的煩惱。

膝蓋差的人，「肛門」也鬆弛!?

三十幾年來，身為手技療法施的我為許多人診療過身體，有一件事我可以很肯定地說。

那就是**有膝蓋痛問題的人，通常「肛門」也是鬆弛的**。

這突如其來的粗俗字眼或許會嚇到你。但由於非常重要，所以我想稍微做個說明。

當我們把人類視為生物來看，你知道哪的部位最能表現出「活力」和「生命力強弱」的差異嗎？

你可能會以為女性會表現在肌膚的好壞、男性會表現在勃起功能上，但這些都不是我的答案。

我的答案是「肛門」。

肛門的鬆緊度，與**「年輕和老化」有直接的關係**。

所有活力四射、到處奔馳的動物，肛門都非常緊實，無一例外。

但是，一旦生病或變老，肛門的肌肉就會逐漸鬆弛。有養過寵物的飼主，應該多少都懂。

人類和動物都一樣。如果我說「大小便失禁」，有照顧過高齡者的人一聽就知道我在講什麼吧？

實際年齡還很年輕，肛門卻鬆弛的人，其實就是身體已經老化、生命力變弱了。實際上，這種人容易疲倦、容易喘，一有空就想躺下來休息。

反之，**實際年齡大，但肛門還很緊實的人，無論活到幾歲都還是充滿活力。**

換句話說，下腹部沒力的人，是肛門鬆弛、生命力薄弱的老年人。而下腹部強而有力的人，是肛門緊實且生命力強大的年輕人。

❖「下半身」有力和沒力的人

「肛門緊實」與**「下腹部的肌肉力量」**有密切關係。下腹部，也就是「腰」和「腹部」，是人體的中心部位。

而引發膝蓋疼痛的根本原因，就在於「腰部」和「腹部」肌力衰退。

總而言之，有膝蓋疼痛問題的人，下半身通常柔弱無力。

所以，他們的肛門才會鬆弛。

說到這裡，你就可以理解為什麼我在本節一開頭就肯定地說「**有膝蓋痛問題的人，通常肛門也鬆弛**」。

另外，現代人比古時候的人更少搬提重物。每天走路的步數變少，坐著的時間則明顯變多。

現代人光是過一般的生活，支撐身體的肌肉（核心肌群）就會逐漸衰弱，無一例外。

❖ 一輩子都能靠自己的雙腳行走

況且，若腳有問題，就會更不想活動。而這樣的情況，會導致每天活動的時間越來越少。

據說大自然中的野生動物，一旦無法靠自己行走就等於等死。

人類的生活環境雖然不像野生動物那麼嚴苛，但是我們仍然是動物。

人類一旦無法靠自己活動，除了頭腦的運作之外，內臟功能、關節活動等身體所有的機能都會急速衰退。

也就是說，一旦膝蓋有問題，會大幅影響身體整體的健康，令人逐漸失去生命力。

❖改善身體的最簡易方法

或許有人聽到我這麼說會感到憂心忡忡，但是你不需要擔心。矯正身體歪斜，讓身體變正是手技療法師的職責。

這些方法的精髓，就在本書介紹的七個動作中。

我將之命名為「消除膝蓋疼痛的『甩甩操』」。

靠自己改善身體的歪斜，恢復全身的平衡，讓自己不再受膝蓋痛之苦。

另外這七個動作也有訓練肌肉的效果，因此也可以鍛鍊支撐身體的肌肉。

越不愛動，疼痛指數只會加劇

我在前一頁說到，本書介紹的「甩甩操」具有鍛鍊肌肉的效果。沒錯，「甩甩操」除了可以「讓你靠自己矯正身體的歪斜」之外，還有另一個驚人的好處。

那就是，

讓你沉睡的肌肉甦醒，激發出潛在的力量。

你知道人體有「sleeping muscle」，也就是「沉睡的肌肉」嗎？我在第25頁說過。

在日常生活中，動作明顯經常偏向同一側的人，身體越容易產生「常用的肌肉」和「沒有用到的肌肉」，而且這樣的差距會與日俱增。

「沒有用到的肌肉」就是「沉睡的肌肉」。

一般人若有用到全身一半的肌肉就很了不起了。**大部分的人都只有用到全身四成的肌肉。**這四成以外的肌肉，則如字面所示，全部都在「睡覺」。

身體有一半以上的肌肉都在睡覺，這到底是什麼情況？

❖過了40歲，「你應該注意的事」

有句話說，「40歲以後，身體年齡大於實際年齡」。

如字面所示，意思是「身體年齡」超過「實際年齡」。

我以自己為10萬人以上治療的經驗掛保證，這句話是真的。

到底可以差幾歲？——15歲，是令人相當訝異的數字。

比如說，有人60歲的時候，身體年齡已經75歲，也有人可以保持45歲的肉體。同一年出生的人，**肉體老化的速度天差地遠**。

這是很驚人的差距吧！

大家都希望老了之後，可以去年輕時沒能去的國家旅行、與家人一起從事戶外活動、挑戰水上活動等……，年老時有沒有足夠的體力，對你能不能實現這些夢想的影響相當大。

除此之外，我們也經常聽到這些話。

「過了×歲之後，一熬夜就累死了」。

「一到了×歲之後，就變得很難瘦、易胖」。

從這些說法我們可以發現，多數人認為「體力隨著年齡衰退是無法避免的」。

然而，只要讓「沉睡的肌肉」甦醒，**就算年紀慢慢變大，體力也可以返老還童**。

當然，假設你天生的體力是10分，我們不可能讓體力變成11分。不過，你原本只用到四成的體力，我們可以簡單提高至六、七成。

❖鈴木一朗永保「超一流」選手地位的理由

來說個題外話，職業運動員都很積極進行訓練，希望讓「沉睡的肌肉」甦醒。

我認為大聯盟的鈴木一朗選手，是「沉睡肌肉」非常少的人。因為，他即使到了40多歲中期，實力還是維持得很好。

職業運動員「一流」和「超一流」的區別，就在於「沉睡肌肉」的多寡。

總結前面的內容，即「甩甩操」可以矯正身體的歪斜，提高肌力。

這麼一來膝蓋自然不再痛，在肌力和體力都提升的狀態下，每天都可以過得快活又充實。

Check 你對自己現在的身體和膝蓋，造成多少負擔？

開始做體操之前，請先了解你的身體歪斜程度有多少。有三個方法可以簡單檢測身體的歪斜程度。

〈方法1〉閉眼、原地踏步10次↓身體呈現什麼狀態？

請站在全身鏡前，閉眼、原地踏步10次。然後深呼吸，慢慢張開眼。

看著鏡中的自己，請想像從頭頂到胯下有一條直線通過。

順道一提，這在醫學上稱為「正中線」。

從身體的中心點畫一條虛擬的正中線，觀察身體的平衡，就能看出身體的問題。「每個人都能自己試試看」這個方法。

你的下巴位置，有沒有偏離正中線，往左或往右偏？

左右肩膀的寬度和高度，有沒有落差？

腰骨的位置和寬度，左右一樣嗎？

膝蓋骨的位置，是否朝前並且在相同的高度上？

從貫穿身體中心的正中線來看，左右兩側越平均，就代表身體越沒有歪斜、越接近原本的「正確姿勢」。

反之，若左右兩邊差異越大，就代表你目前的身體是歪的。

〈方法2〉閉眼、原地踏步10次→從側面看的時候，身體呈現什麼狀態？

與〈方法1〉一樣，請站在全身鏡前，閉眼、原地踏步10次。然後，深呼吸後，張開眼睛。

請家人或其他人，從側面看你現在的姿勢。

幫你檢查的人，請想像從頭到腳，有一條直線通過「1耳朵→2肩膀前端→3髖關節→4膝關節→5腳踝」。

身體力學將這條線稱為「側軸」。與前面的正中線一樣，請假設側邊有一條線，觀察身體的平衡。

1～5這5個點若都落在側軸的直線上，代表身體保持著人類原本的「正確姿勢」、沒有歪斜。若這些點偏離側軸，則代表身體歪了。

〈方法3〉做「萬歲」動作時，手臂呈現什麼狀態？

請站在全身鏡前，放鬆站立。這次請**張開眼睛，朝前方看，將雙手舉開作萬歲的動作**。

鏡中的手臂，比耳朵更後面一點嗎？

然後，手肘伸直，左右手臂一樣長嗎？

如果符合上述狀態的話，代表身體保持原本的「正確姿勢」，沒有歪斜。

如果手臂在耳朵前面或左右手臂長度不一，則代表身體歪了。

「雙手舉高」雖然是很簡單的動作，但是只要看舉高後的姿勢，就能看出很多身體的訊息。

胸廓的柔軟度和偏移、脊椎的活動度和歪斜以及背肌、腹肌、骨盆的角度等身體狀態，都可以從這個姿勢看出來。

再者，為什麼〈方法1〉和〈方法2〉都要閉上雙眼、原地踏步？

我們在檢查自己的身體時，會無意識地微調身體，讓自己盡量站得直一點。

閉眼原地踏步，可以強制性地關掉這樣的機制，讓原本的姿勢現形。

另外，有些人在進行這些檢測時，會努力讓自己站直。

我了解這樣的心情，但是身體歪斜程度的自我檢測，只是「為了讓你知道有沒有哪裡歪了」，因此盡量放鬆，讓身體的歪斜原形畢露非常重要。

用手機紀錄「體操前・後」

前面幾個檢查方法的重點如下：

- 「從身體正面看過去，左右兩邊的歪斜狀況」
- 「從身體側面看過去，前後的歪斜狀況」
- 「高舉手臂時，從角度與左右手臂長度的落差觀察歪斜狀況」

做這三個動作時，請務必用手機自拍身體的歪斜程度。

盡可能每個月定期拍下自己的動作。

並且，**自行觀察姿勢是否出現變化**。

我將從第2章開始介紹「甩甩操」，而正如我前面說過的，這些動作可以舒緩全身，讓你靠自己就能矯正自己的身體。

因此，只要你確實做這些動作，就能改善身體的歪斜。

用手機紀錄，就能親眼見證身體的變化。並且，隨著姿勢回正，你一定明顯感受到膝蓋疼痛不見了。把過程紀錄下來，就能讓自己擁有持之以恆的動力。

帶著熱情做本書的體操，效果才會更好。

對付關節疼痛，「動一動」最有效！

從下一章開始，終於要開始說明「甩甩操」的動作了。

這套體操大致可分為三種。

首先是直接活動膝蓋，改善膝蓋的靈活度和疼痛（第2章）。

接著是「矯正全身歪斜的體操」和我認為可以根治全身不適、「不會對任何部位造成負擔的姿勢」（第3章）。

我將依序介紹「直接活動膝蓋」、「矯正全身」、「零負擔姿勢」的動作。

每一個動作都非常簡單，可以在家裡進行，不需要特別準備工具。

對於來我的治療所治療「膝蓋痛」問題的患者而言，這些都是最有效的動作。並且，這些動作都不會造成膝蓋的負擔。

因此，無論是膝蓋輕度或重度疼痛，**都可以安心做這些體操，不須在意疼痛的程度**。

然而，有一點希望大家都能做到。

實際做這套體操之前，希望你能下定決心「你才是治好自己膝蓋疼痛的最佳良醫！」、「靠自己治好自己的膝蓋疼痛！」。

並且，請傾聽自己「身體的聲音」，嘗試與「自己的身體對話」。

這些話我也都會告訴治療所的患者。

❖「傾聽身體的聲音」，是再自然不過的事

或許有人會覺得「傾聽身體的聲音」這句話太抽象神秘了。

然而，我所說的「傾聽身體的聲音」並沒有任何特別之處。日本人**自古以來就很自然地在做這件事**。

具體而言，我們要聽身體說什麼呢？

- **做某個動作時，你的身體感覺如何？**

- **這個動作適不適合自己做？**
- **做這個動作一陣子後，身體有沒有變得更舒暢？**

我希望你們能夠認真體會身體的這些感受。邊看電視邊做體操、購物時順便做等，雖然也可以像這樣「邊做體操邊做其他事」，但我認為這樣會美中不足。

因為，**最了解自己身體狀態的人是你自己**。與自己的身體對話，也才能清楚感受到效果。

請想一想。無論是再厲害的名醫，也絕對不清楚別人腳底到底哪個位置在癢。唯一知道的只有腳的主人。

沒錯，**能夠治好你膝蓋疼痛的最佳良醫不是別人，正是「你自己」**。

請對自己的感覺有信心，與身體進行對話。

如果你覺得自己的身體在告訴你「這個體操不適合」，那就請立即停止這個動作。

然後，請盡量洽詢像我這樣的專家或醫師以獲得建議。**判斷是否該停止做體操和開始做體操一樣重要**。

那麼，讓我們開始介紹可以舒緩膝蓋疼痛的「甩甩操」。

第2章

消除膝蓋不適的「甩甩操」

聰明活動「膝蓋周遭」、消除疼痛的方法

比起忍受膝蓋痛，用對的方式活動膝蓋才是治療膝蓋疼痛的最佳方法。

因為這麼一來，不僅膝關節周圍的肌肉會變強壯，膝關節內體液（關節液）的循環也會變好，使關節的活動變順暢。

不過，忍著膝蓋疼痛，不管三七二十一亂動一通，是達不到運動效果的。

第2章和第3章將介紹如何養護膝關節，及矯正身體歪斜，舒緩膝蓋疼痛。

本書所介紹的「甩甩體操」，在我的治療所中都曾經用來治療患者的「膝蓋痛」問題，而且都是其中功效最好的。這些動作**不僅簡單，而且也不會造成膝蓋的負擔**。

基本上，你可以選擇任何一種動作來做。

當然若能整套做完再好不過，然而若你忙到沒空或因嚴重疼痛或體力關係而無法做整套的話，就選擇自己做得到的動作即可。

我建議可以所有動作都做一遍，挑選你覺得做起來舒適、特別有效果的動作，組合成適合自己的一套體操。

❖「對膝蓋有直接效果」的三個動作

首先，在這一章我要先特別介紹三個直接活動「膝蓋」的動作。

①單腳甩動
②伸屈膝蓋與髖關節
③椅深蹲

這些動作看起來好像是直接活動「膝蓋」周圍，但與治療「膝蓋痛」的傳統方法具有根本上的差異。

過去在治療「膝蓋痛」時，大多只活動「膝蓋關節」，但本書的做法則是**同時活動多個關節**，例如「膝關節＋髖關節＋腳踝」、「膝關節＋脊椎」等。

我們平時活動身體時，沒有任何一個動作會只「活動到一個關節」。

無論任何動作，一定都是兩個關節連動，例如「膝關節」＋「髖關節」或者「腳踝關節」等。因此，**想改善「膝關節」疼痛，也要同時活動複數個關節比較有效**。

❖體操的前後，一定要做的一件事

在做①②③這三個動作之前和之後，希望你能做一件事。

那就是在放輕腳步在室內走動。

做完體操後，你應該可以明顯感覺腳步變輕盈了。

做一次就能感覺身體被重置，請一定要感受這樣的「即效性」。如此一來就能增加做體操的樂趣和動力。

1〈單腳甩動〉——前後活動髖關節，增加膝蓋動作的流暢度

❶ 側身站在距離牆壁 30 公分的地方。

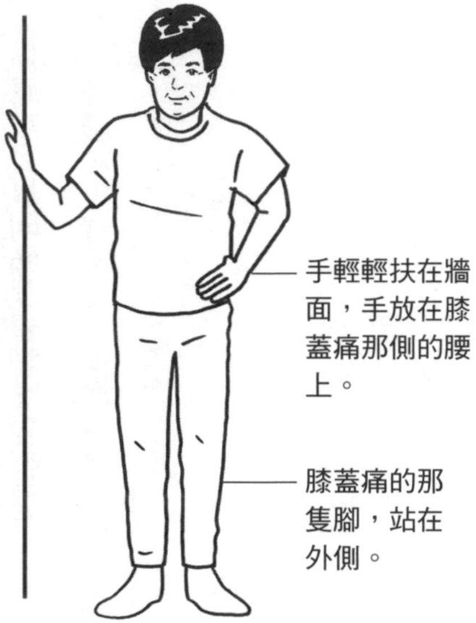
手輕輕扶在牆面，手放在膝蓋痛那側的腰上。
膝蓋痛的那隻腳，站在外側。

❷ 輕輕抬起膝蓋痛的那隻腳，前後擺動。

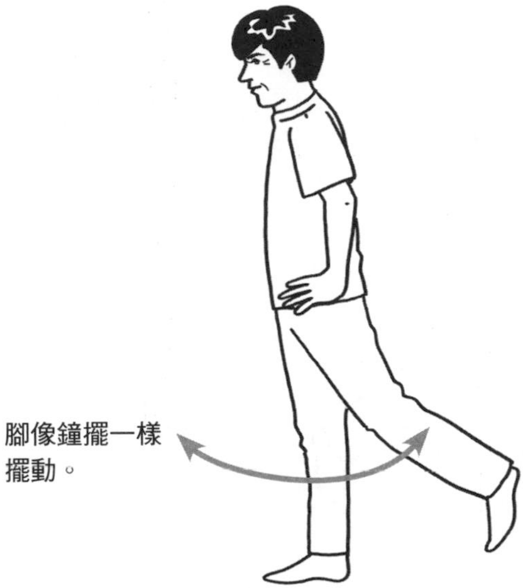

POINT
- 前後擺動為1次，總共擺動10次。
- 可以只擺動膝蓋痛的那隻腳，不過最好可以「左右各擺動10次」，總共做3組。
- 擺動結束後，可以在半空中伸屈膝蓋、轉動腳踝，效果更好。

做〈單腳甩動〉時
注意這些要點，效果更明顯

不要把扶在牆上的那隻手當作支撐點，身體不要向前傾。

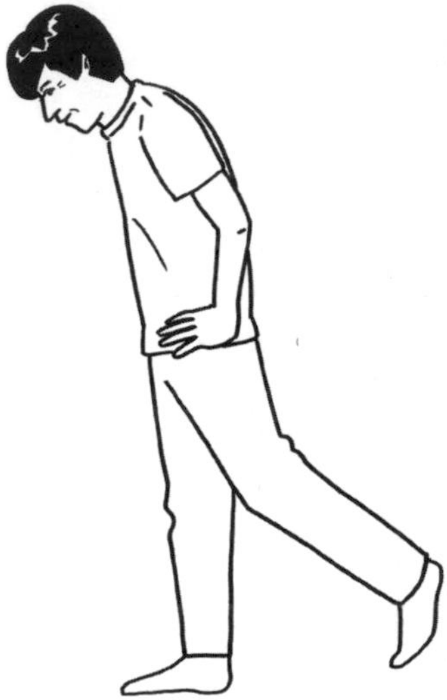

POINT ● 盡量維持正確姿勢。

✕ 不要勉強把腳抬高。

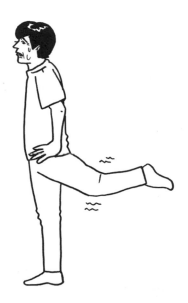

POINT
- 不必用力過度。
- 放鬆緩緩前後擺動即可。

〈單腳甩動〉就是這樣才有效！

〈單腳甩動〉可以活動膝關節，卻又不會造成膝蓋的負擔。

若因為膝蓋痛所以一直不敢活動膝關節，就會導致關節內的體液變混濁。

這個體操讓你**用對的方式活動、刺激膝蓋，有助於改善關節液的循環，讓膝蓋變得更健康**。

而且這個體操也可以放鬆與膝蓋關係密切的**腰部肌肉**。

因此，做這個動作後，整隻腿都會變得比做之前更輕盈。

想治癒膝蓋，除了要改善膝關節液的循環之外，也要改善膝蓋周邊附近的關節。

2〈伸屈膝蓋與髖關節〉

——伸屈動作可以消除疼痛

1 坐在椅子上，不要坐到底。吸氣時，抬起單邊的腳，維持這個狀態10秒。

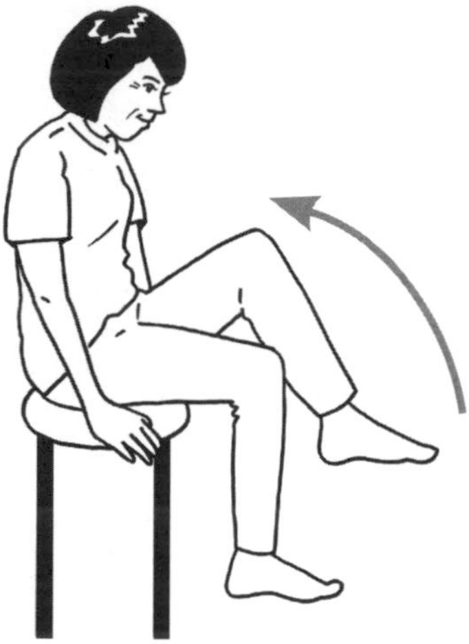

POINT
- 先從會膝蓋痛的那隻腳開始做。
- 抬起腿後，可以轉動腳踝，增加效果。
- 請選擇座椅不會轉動、穩定性較高的椅子。

❷ 另一隻腳也做同樣的動作。

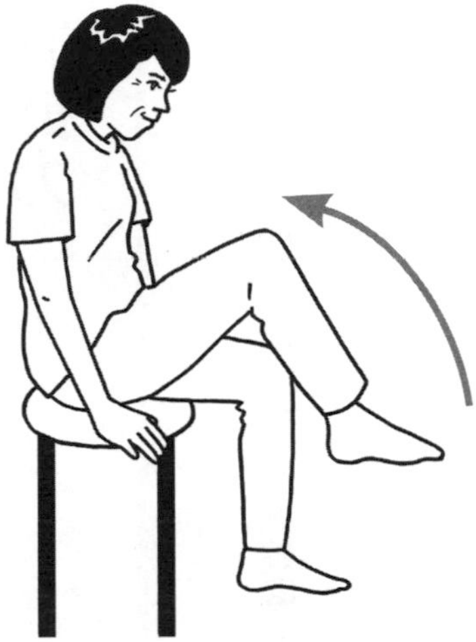

POINT • 最好「左右腳各做10次」，總共做3組。

做〈伸屈膝蓋與髖關節〉時，如果你還行有餘力

接下來要介紹的方法，可以加強〈伸屈膝蓋與髖關節〉的效果。

1

側身站在距離牆壁30公分的地方。

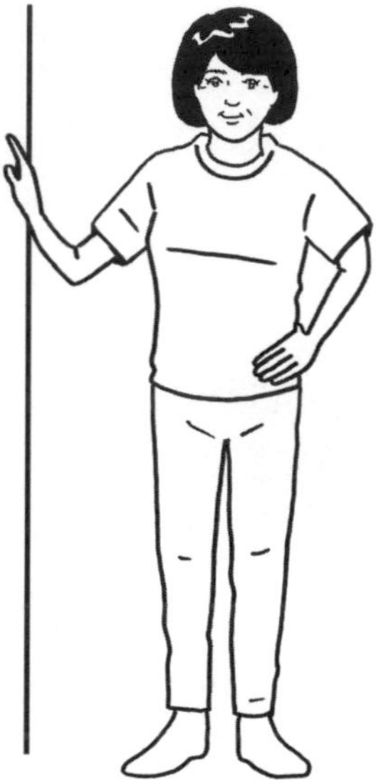

POINT
- 手輕輕扶在牆面，膝蓋痛的那一側，手放在腰上。

2 抬起外側那隻腳的膝蓋，
超過水平線後、放下。
上下抬舉10次。

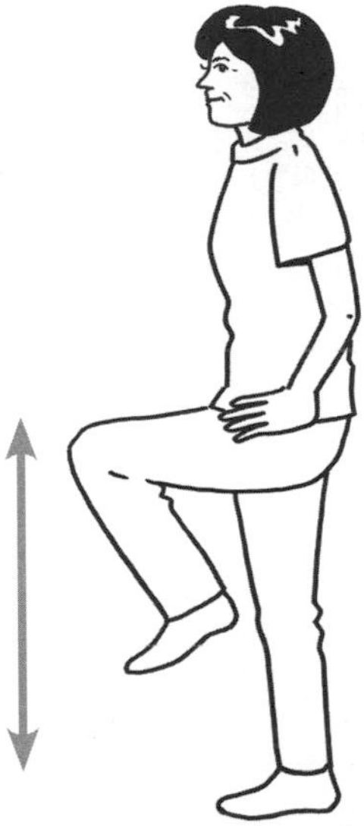

POINT

- 可以只抬膝蓋痛的那隻腳，但最好可以「左右都做10次」，總共做3組。
- 盡可能在抬起膝蓋的時候伸展腳踝，並以腳跟著地，這樣效果會更好。

〈伸屈膝蓋與髖關節〉就是這樣才有效！

走路的時候，「髖關節」和「骨盆周圍的肌肉」會與膝關節連動，而這個體操有助於改善這些關節和肌肉的狀態。

髖關節與膝關節有密切的關係。因此，**改善髖關節的活動流暢度，膝關節的活動也會變得更順。**

這個體操也可以鍛鍊軀幹和與下肢連結的「髂腰肌」。如果髂腰肌的功能正常，站立時膝蓋就會保持在適當的角度，讓你輕鬆走更久。

並且，這個體操最棒的地方在於，**活動關節時，膝蓋不會承受身體的重量，可以促進關節液的循環，改善膝蓋的功能**。

做完這個體操後，你一定可以感覺膝蓋的活動變順了。

3〈椅深蹲〉——下肢肌力變強，膝蓋就會穩

1 坐在椅子上，不要坐到底。

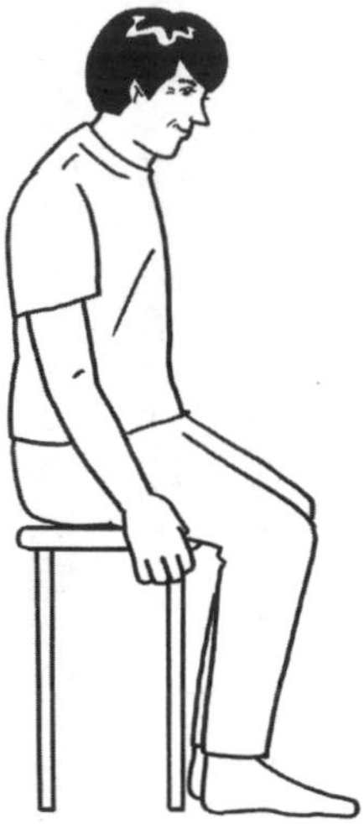

POINT
- 選擇不會轉動、穩定性較高的椅子。

❷ 吐氣時站起來。
站起來之後，吸氣並坐下。

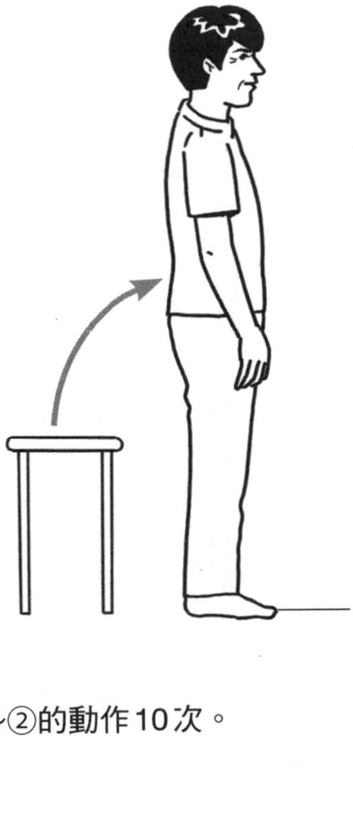

❸ 重複①～②的動作10次。

做〈椅深蹲〉的時候，請配合身體的狀態調整動作

減輕負荷的方法

（對體力沒有自信的人和銀髮族）

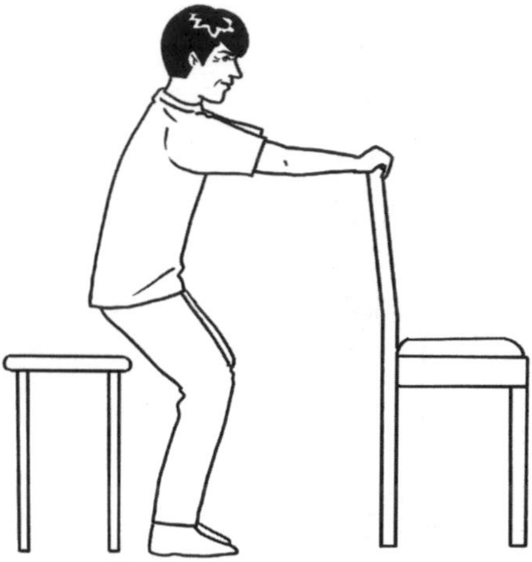

POINT

- 在前方放一張椅子，椅背朝自己。站起來的時候，扶著椅背站起。

加重負荷的做法

（想要增加效果的人）

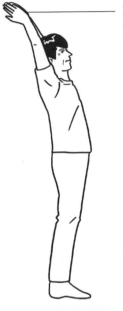

POINT

- 高舉手臂時，一開始先從你可以接受的角度做起，再慢慢擴大角度（手臂最好可以在耳朵後方）。
- 「腰椎曲度變直」是造成膝蓋痛的原因之一，雙手舉高可以讓背部變軟，恢復腰部的曲度。

〈椅深蹲〉就是這樣才有效！

深蹲是眾所皆知的肌肉訓練動作之一。深蹲可以有效鍛鍊到**大腿前側的肌肉（股四頭肌）和臀部的肌肉（臀大肌）**，這兩個肌肉都是讓膝蓋動作恢復正常的重要肌肉。

做過深蹲的人都知道，這個動作是負荷相當高的肌肉訓練。即使我指導治療所患者做這個動作，幾乎沒有人可以持之以恆。多數人都是從一開始就做不到而放棄（苦笑）。因此，考量效果和持續性的問題，我想出了〈椅深蹲〉。如動作名稱所示，這個動作只是重複從椅子上站起來而已。

由於屬於負荷很輕的深蹲，因此你可能會覺得也太簡單了。

雖然椅深蹲對關節的負擔極小，但如果你還是覺得做起來很難、很痛苦的話，請試試第78頁的方法，可以減輕這個動作的負荷。

〈須要注意的事〉

這個體操是本書介紹的動作中，唯一讓膝蓋承受體重的動作。因此，做這個動作時，必須更小心翼翼。如果膝蓋發腫、疼痛、產生不適感或這些症狀加重的話，請立刻停止。

擔心膝蓋疼痛會加劇的人，請先做兩、三次看看。沒問題的話，再以十次為標準。

做完之後，請在室內稍微走走。如果你覺得膝蓋的動作變順了，那就是「有效」。

第3章

調和全身的「甩甩操」和練習「不會對任何部位造成負擔的姿勢」

動作大一點，調整「全身的平衡」

接下來的體操則是透過活動全身，改善膝蓋痛。因此，這些動作會比第2章的動作來得大。

我在第1章中說「引發膝蓋痛的根本原因不在膝蓋」，因此除了在第2章介紹直接活動膝蓋周邊的體操之外，也要介紹讓全身舒暢、減輕膝蓋負擔的動作。

本章將介紹下列四種動作。

①肩膀大迴轉
②萬歲姿勢伸展操
③三角躺臥扭腰
④貓姿

基本上與第2章一樣，請選擇適合自己的動作。

當然，做整套的效果最好。做整套的話，請依照①肩膀大迴轉→②萬歲姿勢伸展操→③三角躺臥扭腰→④貓姿的順序進行。因為這個順序可以在最少的負擔下放鬆身體。

1〈肩膀大迴轉〉

——擴胸運動，矯正上半身的歪斜

❶ 左右兩隻手的中指靠在雙肩上。

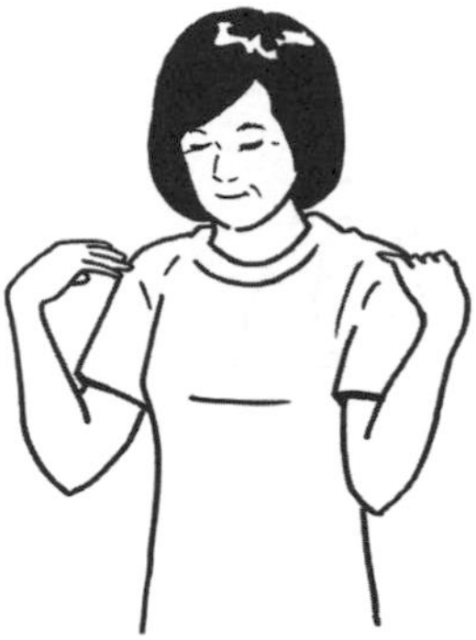

❷ 將彎曲的手肘，抬起至身體正前方。

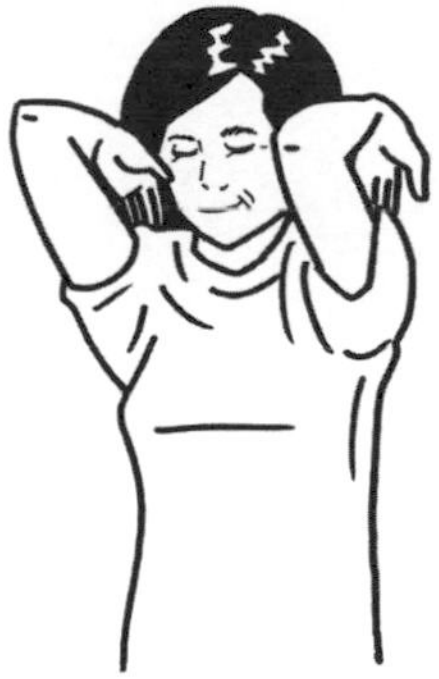

❸ 讓雙手手肘先朝正上方，再往後轉一圈。

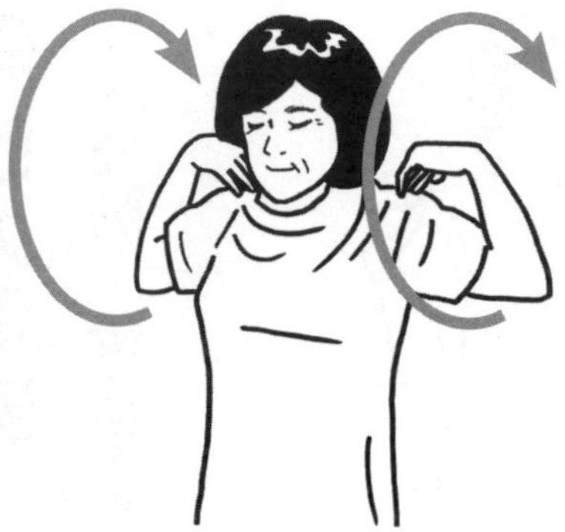

❹ 重複①～③10次。

做〈肩膀大迴轉〉時

注意這些要點，效果更明顯

做這個體操時旋轉角度太小的話，可是會完全無效的。

做〈肩膀大迴轉〉時，最重要的就是張開胸膛，盡量大圈地轉動肩膀。

具體而言，就是**盡量用「手肘前端」畫一個大圓**。

請每一步驟的動作都做到位。數公厘的差距，就會產生「有效、無效」的區別。

轉動肩膀時，想像自己在「畫一個大圓」！

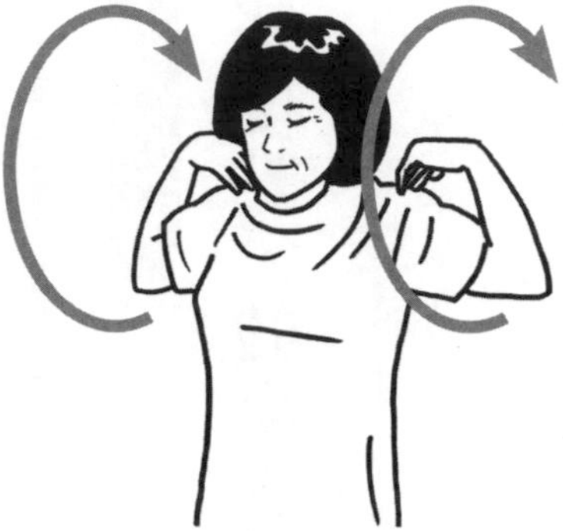

○

用手肘前端畫
一個大圓。

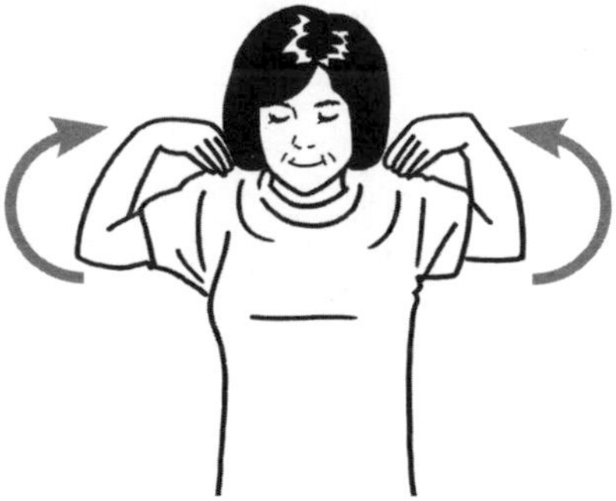

×

轉動弧度太小，
效果差。

〈肩膀大迴轉〉就是這樣才有效！

這個動作的目的在於擴胸（胸廓）。

隨著年紀增長，我們的姿勢會越來越往前傾。

姿勢往前傾的話，胸部的胸骨會下垂，胸往下掉，就會駝背和有小腹，導致膝蓋伸展有問題，引發一連串的「連鎖性歪斜」。

〈肩膀大迴轉〉可以有效改善因姿勢前傾所導致的上半身歪斜。

藉由大幅度轉動肩膀、擴胸，可以阻止「連鎖性歪斜」的發生。

也就是說，這個動作可以

擴胸↓從背部伸展腰部↓伸展膝蓋↓改善膝蓋的活動度

產生良性循環。

活動這些看似與膝蓋沒有關係的部位，可以改善膝蓋的問題。就像是身體產生了「蝴蝶效應」一樣。

2〈萬歲姿勢伸展操〉

——伸展上半身，矯正歪斜

1 大口吸氣，並舉起左手。

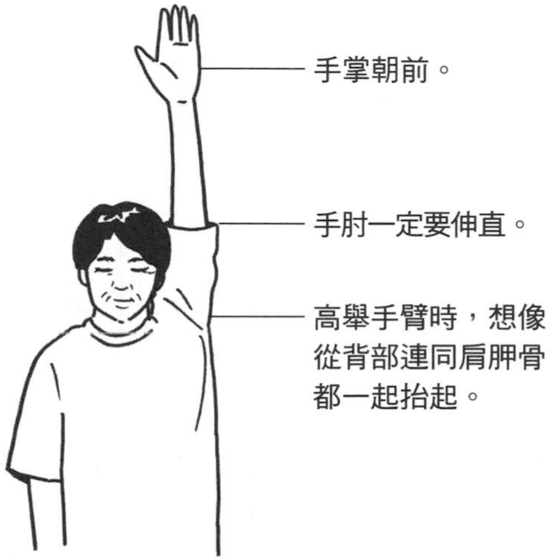
手掌朝前。
手肘一定要伸直。
高舉手臂時，想像從背部連同肩胛骨都一起抬起。

POINT
- 站著或坐著都可以。
- 動作要點是，舉到「不能再高」的高度後，再稍微往上舉。
- 舉到極限後，緩緩吐氣，並放下手臂。
- 上下重複3次。

2 這次換高舉右手

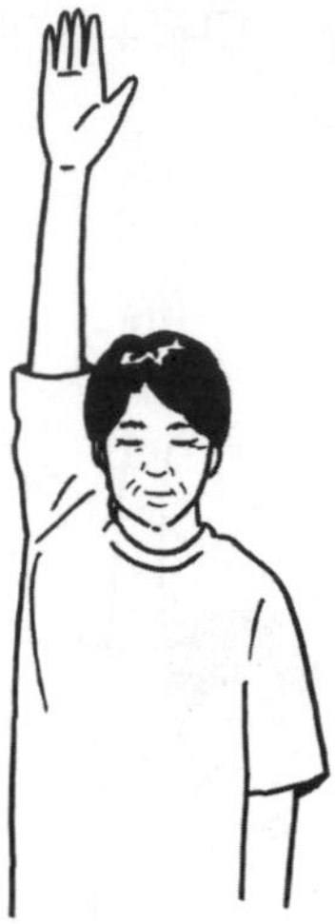

POINT • 上下重複3次。

3 最後，高舉雙手

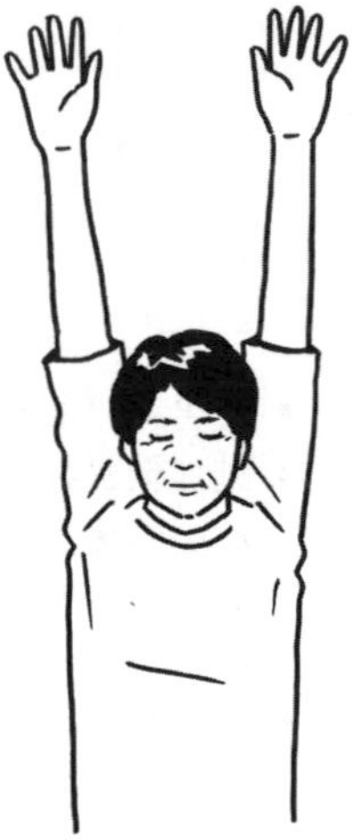

POINT • 上下重複3次。

〈萬歲姿勢伸展操〉

就是這樣才有效！

我們的身體如果哪裡會痛或不適，就會縮起來。最後，導致從背部到全身逐漸變僵硬。

因此，才會同時出現「駝背」、「膝蓋無法伸展」的狀態。

也就是說，「萬歲」的姿勢可以伸展縮起來的身體，原本無法伸展的膝蓋，活動度也一定會改善。

並且，先高舉單手，放鬆左半身，再伸展右半身。最後高舉雙手，自然地矯正「上半身的歪斜」。

當上半身得到舒緩，就身體力學而言，即可矯正姿勢，減緩下半身的負擔（膝蓋）。

這個動作的效果如下：

- 伸展脊椎
- 伸展腰部
- 緩解肩關節
- 改善膝蓋的伸屈

3〈三角躺臥扭腰〉

——改善下半身循環

❶ 仰躺，手臂水平伸直。

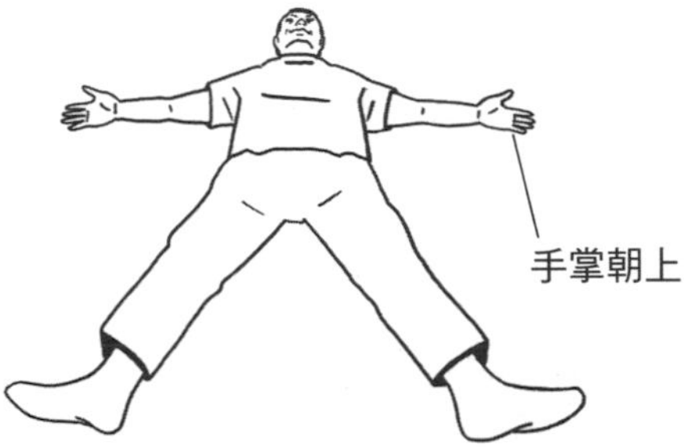
手掌朝上

❷ 邊扭腰，邊將右腳往身體左側移動。

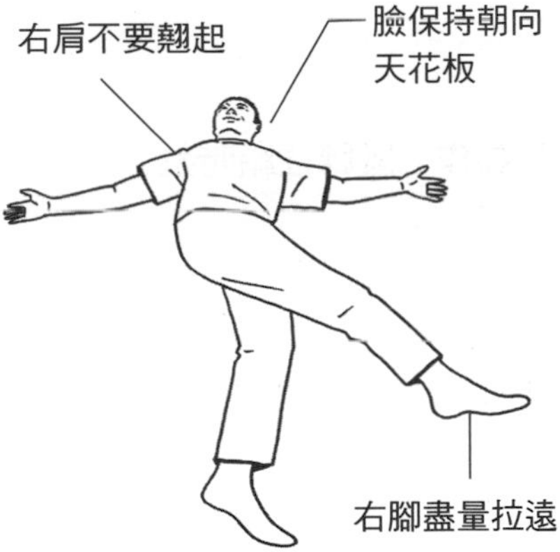
右肩不要翹起
臉保持朝向天花板
右腳盡量拉遠

❸ 以這個姿勢，轉動右腳腳踝10次。

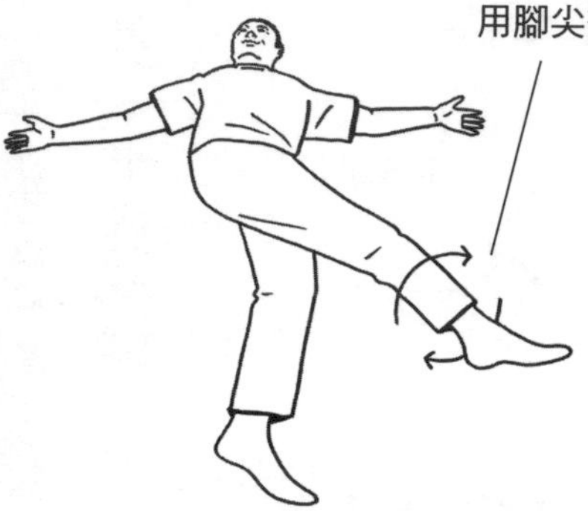

POINT
- 做的時候，要感覺腰部到臀部，以及手臂根部都有伸展（伸直）的感覺。

❹ 另一隻腳也做一樣的動作，腳踝往順時針、逆時針方向各轉10次。

POINT
- 左右腳各做2次相同的動作。
- 身體僵硬到無法扭腰的人，可以彎曲下方那隻腿，腰部就會比較輕鬆。

〈三角躺臥扭腰〉

就是這樣才有效！

這個動作的目的在於「伸展（伸直）全身」和「改善腳踝」。

扭轉腰部的時候，手臂根部、背部、腰、大腿、軀幹側面都會有伸展的感覺，做完之後全身暢快。

做這個動作時，身體哪裡最有伸展的感覺？每個人的感受都不一樣。有的人說腋下、有些人則覺得是大腿。

這是因為就像第22頁所說的，由於每個人使用身體的方式不一樣，身體歪斜的部位也不同。

而且，你在旋轉腳踝時，有沒有覺得比你想像中更不順暢？

是的，很多人平時腳踝就很僵硬，活動不靈活。

腳踝是唯一觸地的關節。

如果腳踝沒有好好發揮功能，上面的結構（也就是我們的身體）也會產生問題，這應該不難想像吧。

並且，腳踝是神經距離大腦最遠的部位。

若腳踝僵硬，大腦的指令就無法順利送到身體末端（腳）。這麼一來，腿無法靈活活動，便會增加跌倒的危險。

轉動腳踝，讓神經的傳導變好，減少這些問題的發生。

4〈貓姿〉——伸展脊椎關節，矯正歪斜

1 用手腳支撐，趴在地板上。吸氣的同時，像貓咪拱背一樣，彎曲頸部和臀部。

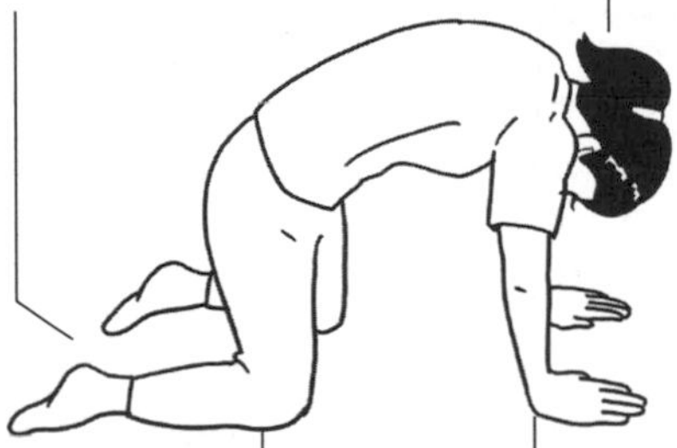
頭往腹部移動，
讓眼睛可以看到
肚臍
雙腳距離約30cm
膝蓋在髖關節
正下方
手掌放在肩膀
正下方

POINT
- 像是要把肚臍縮進去一樣，腹部用力。
- 若膝蓋出現疼痛感，請停止這個動作。

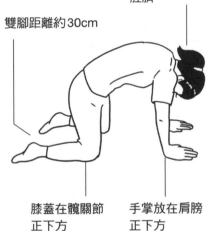

❷ 確實彎曲背部後，一邊吐氣，一邊反弓背部。

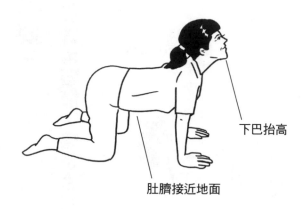

❸ 慢慢重複①～②的動作10次。

POINT • 注意要深呼吸。

〈貓姿〉就是這樣才有效！

〈貓姿〉是可以舒緩背部緊繃感的動作。

消除背部緊繃、讓脊椎的活動度變大後，「站」、「走路」等基本動作就會變輕鬆。

因為背是身體的中心。

手臂從肩胛骨延伸出去，腿從腰部延伸出去。也就是說，背是手腳的地基。

若地基不正，末端就一定會歪。矯正地基是消除末端歪斜最有效的方法。

而且，「走路」的動作，是透過背部讓呈對角線的手腳同時活動的動作。

例如，右腳往前踏出一步時，從右邊的腰部、臀部到整隻腳都會動到，而肩膀則是從左肩胛骨到左手臂都會同時活動。

在此對角線上的背部「靈活度夠不夠」，會對末端的膝關節造成完全不同的負荷。

雖然不是很容易理解，但是以力學來講是這樣。

姿勢對了，「身體不再歪斜」

前面的體操都是以膝蓋為中心，從全身出發去減少膝蓋的負擔。做這些動作，膝蓋的疼痛就會慢慢消失。

「不痛了」就證明已經逐漸恢復身體原本「無歪斜姿勢」。

那麼，具體而言，「無歪斜的姿勢」到底是什麼樣的姿勢？

在本章最後會告訴你，什麼樣的姿勢對你而言是「無歪斜的姿勢」，以及如何養成良好的姿勢，避免對膝蓋等身體特定部位造成負擔。

來我的整體院的患者，都會做一個叫做**「骨盆連動」**的動作。簡單來講，「骨盆連動」就是將臀部的恥骨往肚臍方向移動，提起肛門的狀態。

感覺就像是**「下腹部用力」**。

這個姿勢就是不會對膝蓋等身體各部位造成負擔的姿勢。

實際來做做看吧！

肛門用力收縮，像是要往胃的方向移動一樣，並且用力縮緊下腹部，像是肚臍要碰到脊椎一樣。

這麼做，姿勢會稍微往前傾。維持這個姿勢，想像從肛門到頭頂有一根管子通過。

想像這根管子上下延展，伸展身體，保持姿勢挺直。用別的說法來比喻，就是讓軀幹的中心穿上「天然束腹」。

如何？這個姿勢讓你在提起骨盆、肛門以及縮緊下腹部的狀態下活動身體。大部分的人從來沒有在這些部位施力或做過這些姿勢，因此一開始不太習慣。不過，請多試幾次。你一定會抓到感覺。

❖自己的身體自己調整

人類身體「最端正的狀態」到底是什麼狀態？最端正的狀態是指「所有部位的肌肉都維持在不會過度緊繃的狀態」。

若全身沒有任何部位緊繃，就會整個軟趴趴，動彈不得。活動身體的時候，身體至少有一個地方要用力。

這個唯一的施力部位是從肛門至下腹部的部位，也就是「**身體的中心**」。

如果我們做前面那個姿勢，身體的中心部位「下腹部」就會自然出力（故可以輕鬆地穩定身體）。

學會這個姿勢，就可以靠自己調整自己的身體，對身體有百益而無一害。

由於自然放鬆肩膀，因此就算是長年肩頸痠痛的人，也能解決肩頸痠痛的問題。因為可以保持深呼吸，暢快地活動身體，所以不但不易疲倦，也不會感到腰痛。

已經學會這個姿勢的人，很自然就能保持這樣的姿勢。

❖預防身體「經年劣化」的唯一方法

然而，大多數的人在日常生活中，都是處於「下腹部放鬆的狀態」。這樣就會導致身體一直維持慣性姿勢。

最後，就像我在第1章中所說的，身體的習慣姿勢會引起全身出現歪斜，導致承受最多負荷的膝蓋出問題。

現在開始改變還不遲。以學習這個姿勢為目標，重拾健康且端正的身體吧！

我將前面的內容摘要如下：

- 肛門縮緊，用力，並往胃的方向推。
- 下腹部用力，將肚臍往脊椎方向推。

●想像身體從身體的中心往頭頂伸展。

請想像縮緊肛門的同時，往上拉的緊繃感從胃裡面通過身體的中心往上移動，再從頭頂往天空消逝。

就像身體中央形成了一條中心線——這就是沒有任何歪斜、最理想的身體狀態。

「不會對任何部位造成負擔的姿勢」，讓你永遠都能靠自己的雙腳行走！

做第2章和第3章的所有動作時，如果可以確實做到這個「不會造成負擔的姿勢」，就能讓效果增加好幾倍。

無論是站著、坐著，甚至躺著，這個姿勢對人體都非常好。

過去所有日本人，都相當自然地做著這個姿勢。

我在看近代的歷史照片時，曾經看過以下令人印象深刻的一幕。

那張照片拍下的，是日本山形縣壓內地區的女性們正在搬運貨物的身影。她們每個人都揹著五包米袋。

每包米袋重約60公斤，五包就重達300公斤！這些小個子的女性卻能輕鬆揹起這麼重的米袋。從現代人的角度看來，根本是天方夜譚吧！你可能會想她們的身體構造和現代人一定完全不一樣。

我認為古時候的日本人，之所以能擁有如此健壯的身體，很大的一個原因歸功於「不會造成負擔的姿勢」。

❖手技整體師眼中的「日本人的身體變化」

我的診療所在一九九〇年開張。

剛開幕時，來的都是「明治出生」（編按：西元一八六八——一九一二年）的長輩。雖然都是相當高齡的長者，但經過治療後，身體都變得如鋼鐵般硬朗。

而且，大家很自然地做出這個「零負擔姿勢」。

後來，患者當中漸漸多了大正、昭和出生（編按：西元一九一二——一九八九年）的人，這個年代的人體力明顯較差。會這個姿勢的人，比例大幅減少。然而，從現代的標準來看，他們的身體還算健壯。

肉體強度大幅下滑的分界線，大概是昭和50年代（編按：七〇年代）**以後出生的人**。這個年代以後，日本人的肉體強度，就像溜滑梯一樣一路往下滑。

近年來，小學生出現腰痛、肩頸痠痛也很稀鬆平常。實際上，也有很多小學生會來我的診所。

其中，還曾經發生令人哭笑不得的事，有位媽媽因為小孩肩頸痠痛，幫小孩按摩紓緩，按得太認真反而自己的手指得了腱鞘炎……。

現代日本人的身體真的很差。

而身體差最根本的原因，就在於**日本人忘了老一輩都會的「不會對身體造成任何負擔的姿勢」**。

❖只有極少數人「姿勢正確」

有人問我，「現代人只要練武術、運動、健身，身體就會強健，姿勢也會漂亮嗎？」

我不這麼認為。就算是勤健身的人，也幾乎沒有人會做這個姿勢。再認真運動和健身，也不會形成正確的姿勢。因為透過運動和健身練出來的強健體格，只能用來「拿重物」而已。

不過，有些人卻因為職業的緣故，很自然地學會這個姿勢。

就我所看到的，這些人是從事林木業的人。還有在大樓等施工地，工作時必須搬運鋼骨等重物並站著工作的人。

從事這些行業的人，可以很自然地學會這個姿勢，維持硬朗的身體。

這兩種行業，都是工作場所地面不平整，須要搬運重物的忙碌工作。

人類只要有需求，就會想辦法解決問題。由於職業需求須要長期搬運重物的人，為了「更不費力地搬運重物」，工作時會想盡各種辦法省力吧。因此，他們便懂得「如何合理地使用身體」。

門。

沒錯，「合理的身體使用方法」就是我所提倡的「正確姿勢」。習慣「正確姿勢」，下半身就能確實施力，因此可以像第32頁說的，收縮肛門。

這種人即使老了，也不必擔心腰痛、肩頸痠痛、膝蓋痛等問題。

另外，每天一大早就搭車上班，整天坐在辦公桌前的人……，就沒有機會學會這個姿勢。

當然，身體也會因此逐漸歪斜、退化。

然而，生活型態如此的人，也請做做看本書第106頁至第110頁的動作，並特別意識到這個縮肛的姿勢。

請先持續做半年。你會越來越能感覺到「良好的變化」。

這確實不是能「立刻駕馭」的姿勢。不過，在這個世界上，「學起來簡單的事，忘得也快。相反地，花時間學會的事情，才是真正能成為助力的力量」。**投資在自己身上的時間，絕對不會背叛你**。慢歸慢，但我保證你的身體一定會記住「正確的身體姿勢」。

第4章

小習慣讓膝蓋更輕鬆

日常生活中也能做到的「膝蓋疼痛」對策

前面介紹了透過活動膝蓋周邊部位、全身，來減輕膝蓋負擔、改善膝蓋痛的方法。

這一章則要介紹幾個讓你在日常生活中，也能舒緩膝蓋不適的小動作。

例如：

- 看電視的時候
- 坐在辦公桌工作的時候
- 躺著的時候
- 洗澡的時候
- 上廁所的時候

只要在這些日常生活的行為中加入小小的變化，就可以讓膝蓋喘口氣。

每一種動作都很簡單，只要你做過一次，就會下意識地保持這樣的習慣。

並且，由於這些動作也有明顯的按摩效果和伸展效果，因此你不會覺得「在運動」，反而會因為「做起來很暢快，所以習慣做這些動作」。

「邊泡澡邊跪坐」——做泡澡伸展操，舒緩膝蓋

1. 泡澡時，在浴缸中先單腳跪地。

2. 換成跪坐姿勢。

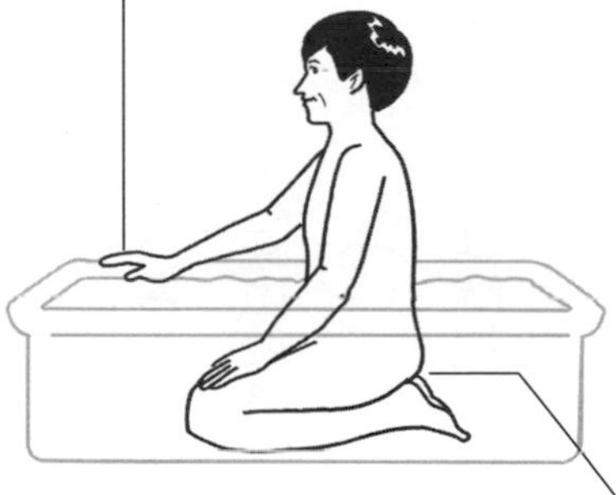

就是這樣才有效！

雖然膝蓋會痛的人很難跪坐，不過泡澡的時候，大多人都可以輕鬆做到。這是因為身體泡暖了，而且有浮力的幫助。在浴缸中做這個動作，可以降低對關節的負擔，不用擔心。

或許有人「嘗試跪坐，但是臀部碰不到腳跟」，但請每天持之以恆，循序漸進。

在沒有感覺不適的狀態下每天持續做這個動作，膝蓋的可動範圍會變大，總有一天臀部一定可以碰到腳跟。

每天泡澡的時候跪坐，這個運動有助於增加膝蓋動作的流暢度。

不過，膝蓋關節症狀較嚴重的人，則不必勉強臀部一定要碰到腳跟。把目標設為比現在「靠近一公分」，在能力範圍內彎曲雙腿。

側躺「滾網球」

1. 膝蓋痛的那隻腿在下方，呈側躺姿勢。
2. 在與地面接觸的腰骨和髖關節之間，放一顆網球。
3. 找到會痛的部位後，用網球集中刺激該部位。

POINT
- 連續按壓30秒~1分鐘。
- 邊做邊深呼吸。
- 一個部位做完之後，繼續找出其他會痛的部位。

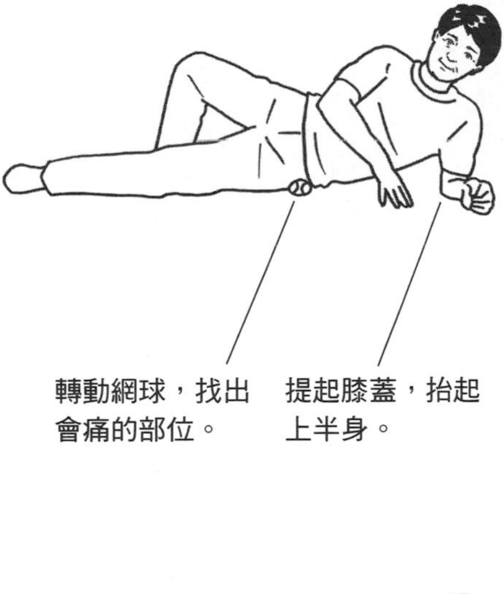
提起膝蓋，抬起上半身。
轉動網球，找出會痛的部位。

就是這樣才有效！

這個運動可以放鬆臀中肌，而臀中肌是位於臀部、保持身體挺直的肌肉。

膝蓋有問題的人，通常臀中肌相當僵硬，無一例外。這個動作則有助於放鬆這部位的肌肉。

滾動網球之後，站起來看看。是不是感覺膝蓋變舒服了呢？

「自己的膝蓋自己按摩」

——促進血液循環、放鬆肌肉

在家裡放鬆的時候，可以邊看電視，邊輕輕按摩下肢（大腿、膝蓋周圍、膝蓋內側、小腿前側、小腿肚）。

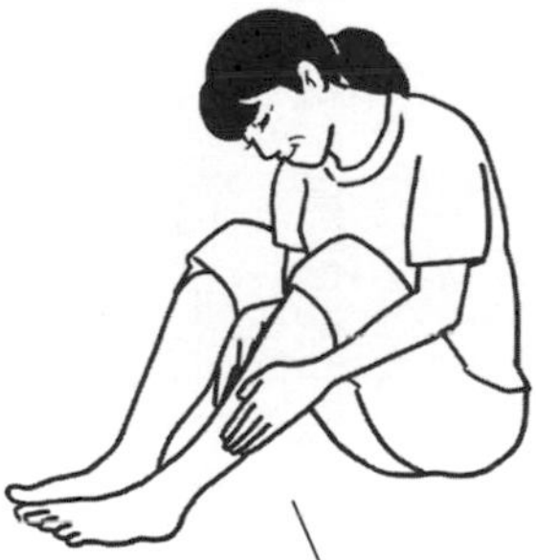

兩手夾住，按摩。

就是這樣才有效！

雖說是按摩，但也不需要任何特殊技法。只要以手指、手掌輕柔按壓，按摩下肢即可。按摩久了，你就會感覺「啊，這裡按起來很舒服」，發現各種穴道。

邊放鬆邊按摩，整個下半身連同膝蓋都會變舒暢。

在辦公室積極「抖腳」

——適度輕柔地活動膝蓋關節

我寫文章的時候，會在桌下故意「抖腳」。雖然很難看，但抖腳這個動作其實對身體很好，有很大的功效。

這個動作三大功效如下：

①緩和膝蓋疼痛

剛起床或坐太久的時候，你有沒有感覺膝蓋關節卡卡的呢？

這是由於睡覺時關節內的代謝變慢、停滯所引起的現象。

因此，早上起床後，稍微動一動，就能放鬆關節，讓關節的動作變順暢。

我在第59頁說過「（活動身體）讓關節內的體液循環變好，關節的動作就會變流暢」，反過來講，身體越不動，關節就越僵硬。

但是，如果方法錯誤導致膝蓋負擔過大的話，膝關節可就要哀號了。「適度活動」非常重要。

而「抖腳」換句話說，則是「不讓關節承受體重重量、微幅的關節運動」。

沒錯，抖腳**完全不會造成膝關節的負荷，是很棒的「運動」，既安全又能長時間活動到關節。**

因此，我很推薦膝蓋有問題的人，可以在私人空間做抖腳運動。

②促進下半身的血液循環

抖腳的第二種功效，是改善下肢的血液循環。

長時間坐著辦公，腳會變得沉重或水腫。

這是因為下肢血液循環不良的緣故。

下肢血液循環不良，也會造成心臟的負擔。「坐太久」其實是對身體很不好的行為。最近，「久坐不動所帶來的傷害等於抽菸」的說法也引起熱烈討論。

不過，**抖腳可以改善下肢末端的血液循環**。

而且，由於微幅的肌肉運動會產生熱能，因此也有助於改善虛冷症。如以一來也可以進一步改善膝蓋疼痛。

③穩定情緒

抖腳的第三個效果或許會令你感到意外。抖腳可以消除壓力和穩定精神狀態。

腦內有一種叫做血清素的神經傳導物質（荷爾蒙）。它的別名為快樂荷爾蒙。

當我們情緒穩定、感到幸福的時候，腦內就會分泌血清素。而血清素有一項特質是，有韻律地活動身體，可以增加血清素的分泌。

有韻律的運動指的就是「抖腳」。請積極且有節奏地抖動雙腳吧！這樣可以促進大腦分泌血清素，穩定情緒，讓你變快樂。血清素也能幫助你消除膝蓋疼痛。

看完以上內容，抖腳的功效是不是很令你驚訝呢？

據說有抖腳習慣的人比較不容易罹患骨關節炎，且實際上也有醫院應用抖腳來進行骨關節炎的復健治療。近來，甚至也有醫生不再說男抖窮女抖賤，而認為「抖腳有益健康」。

你一開始或許會覺得「沒水準」而難為情，不過這個動作有百益無一害，不做就太可惜了。從今天起就開始抖抖腳吧！

既然要抖腳，就要知道正確的「抖法」，請參考下列方法。

- 坐在一張可以讓膝蓋呈90度的椅子上，立起骨盆，坐正。
- 坐定後，請採取下腹部一定會用力的「零負擔姿勢」（第106頁）。
- 後腳跟離地2～3公分。

- 單腳腳跟抬起，邊放下邊抬起另一腳的腳跟。
- 一開始速度放慢，習慣之後再有節奏地做這個動作。

請試試單腳或雙腳同時進行。試過之後，找出適合自己的方法。這麼一來，你自然就會養成這項良好的癖好。

不過，搭車或開會時請避免下意識的抖腳，以免引起他人反感。

在洗手間加強腹壓

——提肛運動，強化軀幹

膝蓋痛症狀越嚴重的人，似乎便祕也越嚴重。

雖然便祕的原因有很多，但最重要的原因「腹壓不足」。

請回想第3章的「零負擔姿勢」。這個姿勢必須「提肛，收縮下腹部」。這個動作與排便時腹部用力的方法剛好相反，打個比喻，這個動作比較像是施壓忍住便意。

然而，如果少了「提肛」動作，就無法順暢排便。

肛門「收縮~提起」的力量不夠，也會引起便秘。肛門「收縮~提起」力量不夠所引起的便秘，也是引發膝蓋疼痛的原因之一。

也就是說，**想改善膝蓋疼痛，就必須同時解決便秘的問題**。因此，請學會正確的「腹部施壓法」。

第2~3章中所介紹的體操，由於可以增加腰部的穩定度，因此有助於穩定膝蓋、消除便秘。

我有很多患者，都因為持續做這些改善膝蓋痛的動作而排便變順暢，解決了多年來的便秘困擾。

❖從飲食「改善腹部的狀況」

活動身體促進排便固然重要，但我們也可以透過飲食，改善腹部的狀況。

你是否曾經「莫名其妙覺得脹氣、不舒服？」

這種症狀稱為「腹部膨脹感」，通常只要改善腸道的功能，就可以適當增加腹壓，消除脹氣。這麼一來，就能順利抓到肛門「收縮～提起」的感覺。

具體而言，含有乳酸菌等可以調節腸內菌叢的生態平衡的機能性食品，可以有效減輕脹氣。

超市和超商等地方，都可以買到整腸食品，以及機能性優格等可以強化腸內好菌作用的食品。請多多攝取這類食物。

一開始不要只吃一種商品，請多攝取不同的商品，找到適合自己的。

吃過之後，如果覺得某項食品真的可以幫助排便，那這個食品就很適合你。請留意我在第53頁所說的「與自己的身體對話」，這也是讓你感受身體狀態的大好機會。另外，也請注意糞便的變化。注意項目如下。

- 糞便比較不臭了。
- 含水度剛好，軟硬適中。
- 呈現黃色。
- 飄在水面上。

如果糞便外觀符合上述描述，就表示攝取的食物很適合你的腸內環境。

解決便祕問題，改善腸道機能，腹部動作變輕鬆後，就能很快抓到肛門「收縮～提起」的感覺。

第5章

一次解決「膝蓋的煩惱」！

Q1 男女的膝蓋痛，有什麼不一樣嗎？

是的，膝蓋痛的傾向男女大不同。

例如我的患者當中，有膝蓋痛問題的人以女性居多。

就統計上來講，據說**女性出現膝蓋痛的機率比男性高出4倍**（根據日本整形外科學會官網所公布的資料）。

主要原因有兩個。

損。

第一是女性進入更年期後，女性荷爾蒙雌激素的分泌減少。雌激素減少，導致體重增加，體重增加又造成膝蓋負荷變大，導致膝蓋受損。

另一個原因是從下半身開始的全身肌力衰退，雌激素減少後，這樣的現象也會同時變明顯。

膝蓋關節並不是由很多關節組成，而是受到膝關節周邊的肌肉群保護，我會於第151頁詳細說明。

因此，一旦肌力衰退，膝蓋的狀態也會變差。

也就是說，雖然隨著年紀增長，男女的膝蓋都會更容易出問題，但是由於膝蓋的問題會受到女性荷爾蒙的影響，因此女性更容易出現膝蓋痛的症狀。

而且，以我在診所的經驗來講，男性與女性在面對膝蓋痛時，有一個很大的差異。

那就是男女對於**治療膝蓋痛的做法完全不一樣**。

當我向男性患者說明運動的重要性，大家都會興致勃勃地開始運動。很多人熱血到就算雨天，也會穿著雨衣跑步。

反過來，男性對於飲食指導幾乎興趣缺缺。多數人幾乎都不會做太多的飲食改變。

最多只是把醣質高的日本酒換成醣質較低的燒酒，或者吃牛肉蓋飯時順便加點沙拉而已。

很有趣的一點是，女性完全與男性相反。

女性對於飲食指導顯得相當熱衷。她們很樂意聽從我的建議改變飲食。

但是，幾乎有九成的女性不會遵從我給的運動指導。
就算有做運動，也都隨便做做而已。
你是不是也有這樣的傾向呢？

Q2 膝蓋有「使用年限」嗎？

沒錯，很遺憾地，膝蓋有「使用年限」。

我在第113頁中說過，「（現代人）已經忘了老一輩都會的『零負擔姿勢』」。以錯誤的方式使用身體，導致身體出現歪斜，然後再由膝蓋承受這些負荷，因此我們的膝蓋產生了很多細微的龜裂（小裂痕）。

幾十年過後，這些龜裂的部分，則會以「膝蓋痛」的方式明確表現出來。

快的話，有些人在20～39歲就會感覺「膝蓋痛」，最慢則幾乎所有人到了60～79歲都會有膝蓋痛的問題，導致這種現象原因就在此。

然而，請絕對不要認為「使用年限到了，就是膝蓋壽終正寢的時候」、「只能放棄了」。因為本書的做法，是矯正因「不正確的身體使用方式」所造成的歪斜，從根本原因去改善膝蓋痛的問題。

我們**可以靠自己的力量，延長膝蓋的「使用年限」**。

當然，也別忘了正確的姿勢可以避免身體歪斜。

Q3 「膝蓋痛」和「運動習慣」有關嗎？

「膝蓋痛」與「運動習慣」有很密切的關係。

以我替患者治療的經驗來看，**多數從年輕時就有運動習慣的人，老了之後比較不會有膝蓋痛的問題**（不只膝蓋，很多腰部等關節部位有問題的人，多數沒有運動習慣）。

為什麼我可以說得這麼肯定？

因為我了解膝關節的結構。

膝關節沒有明顯的凹凸面。

腳踝和髖關節都是由面凹凸相嵌，增加關節的穩定性，但膝關節只有大腿骨和小腿脛骨以平面相接。

那麼，如何加強兩者的連接呢？這就要靠**周圍肌肉的保護和加強穩固了**。

膝關節深受肌肉的影響。因此，若肌肉退化，膝關節就會立刻變不穩。

本書之所以會介紹同時具備肌肉訓練效果的動作，原因就在於此，這部分我會在下一個問題中詳加說明。適當鍛鍊肌肉，有助於減輕膝蓋的疼痛。

Q4 做哪種運動最適當？

就像我在第1章說過的，本書介紹的體操，最大的功能就是「**包含膝蓋在內，矯正全身的歪斜**」，但除此之外，這些動作也有很好的「**肌肉鍛鍊效果**」。

我將這些動作的三個功效整理如下。

①矯正身體的使用方式，改善歪斜。

②**利用伸展效果，增加肌肉的柔軟度。**

③**增強肌力。**

由於這些動作有上述效果，因此沒有運動習慣的人，也可以安心進行。與診所的患者接觸後，我發現了一件很有趣的事。很多人膝蓋一痛，就會先擔心地問「老師，有什麼運動適合我嗎？」

他們一定是擔心可能是平常不愛運動，才會導致膝蓋痛。

我相信本書的讀者當中，一定也有人不愛運動，但請不必擔心。本書所介紹的體操，只要你開始做，就會感覺身心舒暢，欲罷不能。一般人聽到「運動」就覺得很累，而本書的體操雖然簡單，卻**可以讓你充分感受到運動的爽快**。很多接受治療的人，都認為自己跟以前完全不一樣了。

Q5 膝蓋還在痛，也可以運動嗎？

是的，基本上所有動作都可以在膝蓋痛的時候做。

不過如果真的很痛，或者膝蓋積水、腫脹難以彎曲、伸展的話，就不要勉強自己。遇到這種情況，可以視自己的能力做第129頁介紹的「抖腳」等。

本書介紹的「甩甩操」大致上可分為兩種：

第一種是「直接活動膝蓋，改善膝蓋痛問題」的運動（第64、70、76頁）。

第二種是活動脊椎、腰部、肩膀、頭部等「膝蓋以外的部位，減輕膝蓋負擔」的全身運動（第87、93、97、101頁）。

雖然兩種體操都不太會造成膝蓋的負荷，但後者可以在完全零負擔的狀態下「矯正身體的歪斜」。因此，膝蓋很痛的時候，也可以做這些動作。請安心進行。

我最不想看到的是，用膝蓋痛當藉口而完全不動。

不運動的話，就會像我前面所說的，關節液循環停滯，導致關節內部的環境變差。最後更可能加速膝關節變形。

說歸說，若膝蓋真的痛起來，還真是會不想動吧！

這種時候，請做一些你覺得「比較輕鬆」的動作。

就算膝蓋不太能彎也沒關係！**「稍微活動一下」也比完全不動更健康**。

假設有人膝蓋積水（有關膝蓋積水的現象請參考第153頁），膝蓋無法完全彎曲。有這種問題的人，雖然膝蓋無法完全彎曲，但彎曲0～45度幾乎都不會感到痛，也不太會感覺不舒服。

既然如此，我們就可以在「不會產生疼痛和不適的0～45度內」彎曲、伸展膝蓋即可。

請不要放棄活動膝蓋。**在不會感到疼痛的範圍內確實活動膝蓋**非常重要。

而且，這些動作也會對情緒產生正面的影響。

「心理健康」與「身體的活動」息息相關。

長期不運動，我們的情緒會越來越消沉。

反之，就算只是稍微伸展膝蓋，也可以改變心情。心情好，人就會想要活動身體。並且，由於稍微運動就能慢慢改善膝蓋痛的問題，因此也會使人越來越有自信。

若能形成良性循環是再好不過了。自信則又會促使人產生運動的意願。

Q6 膝蓋發出喀喀聲？

彎曲、伸展膝蓋時，會發出喀喀聲，卻沒有疼痛和不舒服的原因在於「氣穴現象（cavitation）」。

氣穴現象這個專業術語是指，包覆膝關節的關節囊中的體液，在短時間內發生氣泡產生與消滅的現象。喀喀聲即來自於此。

有調查結果顯示，膝蓋偶爾會發出聲音的人，罹患退化性關節炎的機率比膝蓋完全不會發出聲音的人高出1.5倍、膝蓋常常發出聲音的人更是高出3倍，由此可見，**膝蓋發出喀喀對健康確實不是一件好事**。

不過，如果發出聲音的頻率很低，或者沒有伴隨著疼痛感和僵硬感的話，應該沒什麼大問題。

必須多加留心的是發出聲音的頻率太高，或喀喀聲伴隨著疼痛感和僵硬感。這可能是膝關節變形，包覆大腿骨頭（大腿骨）與小腿骨頭（脛骨）的透明軟骨磨損，才會發出啪啪或啵啵的聲音。

如果放著這種情況不管，就會加劇膝蓋變形。

因此，如果膝蓋發出喀喀聲並伴隨著輕微的疼痛、不舒服或稍微腫脹的話，請盡速找膝蓋專科醫師就醫。

在變形還不嚴重的初期階段及早治療非常重要。

膝蓋是要用一輩子的。及早發現問題，就能將膝蓋的負荷減到最小。

Q7 感到疼動的時候，熱敷有效嗎？

膝蓋痛的時候，應該熱敷還是冰敷？翻閱書籍和上網搜尋，兩種方法都有人推薦，真是令人苦惱。

熱敷、冰敷應該視情況而異，我接下來會針對各種情況來說明。

首先，如果不清楚疼痛的原因，**在膝蓋開始痛的72小時之內，請先冰敷，之後再看狀況熱敷**。這是基本的膝蓋痛緊急處理法。

做過緊急處理後，請利用「溫冷浴法」。

洗澡的時候，**先用熱水沖膝蓋，再用冷水冷卻，反覆做這個動作**。

「溫冷浴法」原本是指反覆將身體泡在熱水中，起身沖冷水後再泡熱水的泡澡法。

由於可以促進血液循環、消除疲勞，因此有很多運動員也會利用溫冷浴法。

我將這個方法應用到膝蓋上。

如果你有時間，請在溫冷浴法之後，試著在浴缸中跪坐（第123頁）。膝蓋的動作會變順暢，活動範圍也會變大。

洗完澡、身體變柔軟之後，也很適合做伸展操。

讓我來介紹幾個伸展運動：

- 將想伸展阿基里斯腱的那隻腿往後，放鬆、深呼吸，並下壓伸展（伸展阿基里斯腱）。
- 坐在地板上，腿往前伸展，在膝蓋下方和腳跟下方鋪上毛巾。想像將毛巾壓向地板一樣，伸展膝蓋。

另一種比較麻煩的是，沒有特殊原因，也不確定什麼時候開始的膝蓋疼痛。以前有注意到膝蓋有點腫，好像是積水的樣子……。這種狀況到底應該熱敷？還是比較適合冰敷？

針對這種狀況，我建議**先熱敷**。

因為膝蓋痛基本上可以透過熱敷減緩疼痛。

如果熱敷後出現一陣陣的刺痛感或疼痛加劇，則停止熱敷。這種時候請用冰敷取代熱敷。請將冰的毛巾敷在膝蓋上。並且，泡澡也不要泡太久。

也可以試試本書的方法，如果覺得膝蓋問題有改善，再試剛才說過的**「溫冷浴法」**。

Q8 膝蓋積的是什麼「水」？

有膝蓋痛問題的人，大多都會出現「膝蓋積水的現象」。一旦膝蓋積水，膝蓋周邊就會浮腫，令人在彎曲膝蓋時更痛苦。

積在膝蓋的水，其實是關節液。

關節液是透明、黏稠的液體，功能就像潤滑油，有助於讓膝關節的動作更流暢。關節液的主要成分是玻尿酸和蛋白質。

在正常的狀態下，只會有少量的關節液潤滑膝蓋的軟骨表面，但如果膝蓋軟骨磨損，關節附近的滑膜便會發炎。

一旦滑膜發炎，就會異常分泌大量的關節液積在膝蓋。

膝蓋一旦積液，疼痛感就會加劇、導致行動困難，因此醫生才會建議患者「以刺針抽出積液」。

「聽說抽膝蓋的積液不好，這是真的嗎？」

「聽說抽過一次之後，關節液還是會繼續積在膝蓋，所以要不斷抽膝蓋積液。」

似乎很多人會有這些疑惑，這些都是真的嗎？

從結論來講，這些**都是迷信**（雖然也有一小部分是對的）。讓我依序來說明。

當膝蓋積液積到一定程度以上，關節內的壓力就會升高，導致劣化的軟骨產生極小的損傷（裂痕），毀壞。

破損的組織碎片，在關節內引起發炎，導致症況惡化。

把積水抽出來之後，由於關節內的壓力會降低，因此可以暫時改善膝蓋的狀況。

因此，**當膝蓋積液積到一定程度以上，就必須抽積水**。

確實，把膝蓋的積液抽出來之後，有可能會再積水。

然而，就像我在第1章所說的，造成膝蓋負擔的根本原因，在於腰部、脊椎、髖關節及腳踝等身體其他部位的歪斜。由於沒有治標，所以就算把膝蓋的積液抽出，當然無法一勞永逸。

也就是說，抽出積液後不代表永遠不會再積水，但也不會因此上癮。

想避免膝蓋積液，找出原因、對症下藥非常重要。

因此，**若膝蓋積了太多水，進行抽液後，矯正全身的歪斜，就能大幅降低膝蓋再度積水的機率。**

Q9 哪些保健食品有助膝蓋保健呢？

「關節痛就要吃葡萄糖胺！」應該有很多人看過電視健康節目或廣告這樣推銷保健食品。

有常常有人問我「吃什麼保健食品對膝蓋有益？」，我就說老實話吧。

基本上，**「沒有」任何保健食品對膝蓋有效**。

我拿自己當白老鼠，吃過各種保健食品。也追蹤調查過診所的患者。

從結果來看，我認為「沒有」任何保健食品對膝蓋有效。

前面提到的葡萄糖胺是一種軟骨的成分。健康廣告經常說，膝關節變形的原因是缺乏葡萄糖胺，因此要透過保健食品來補充葡萄糖胺。乍聽之下，很多人會覺得有道理吧。

然而，**葡萄糖胺是由糖和胺基酸組成，進入人體後就會被分解。被分解的葡萄糖胺，不太可能再變成葡萄糖胺，然後再形成軟骨。**

也就是說，不可能吃頭髮就能長出頭髮的道理一樣。

何況無效，最近甚至還有副作用的報導出現。

此外，最近還有另一種新商品「蛋白聚糖」（proteoglycan）也開始受到關注，這也是膝蓋軟骨成分之一。

不過，蛋白聚糖和葡萄糖胺一樣，在體內被消化、吸收後，就會分解成胺基酸等成分。也不太可能再轉化為蛋白聚糖，然後變成膝蓋的軟骨。

雖然也有人認為葡萄糖胺和蛋白聚糖，會在體內重新合成、轉化為對關節有益的成分，但目前這樣的說法尚未獲得證實。

話雖如此，**吃進這些東西，實際上對身體也不會不好**。

我要介紹一個講求天然且有益健康的食補法。中國有一種食補法叫做「藥膳」，這是透過食物調養身體的做法，其中有一個術語叫做「以形補形」。

這個字的意思就是，**身體哪個部位不舒服，就吃一樣的部位來調理**。

在日本，以前的人也會煮**魚凍**來保護關節。魚凍是將魚湯冷卻後，做成果凍狀的食物。

這應該也是源自「藥膳」的食療法。

在蛋白質很少出現在餐桌上的時代，富含營養的明膠狀魚凍，應該是很珍貴的食物吧！

想攝取能保護關節的食物時，不妨自己煮魚凍，做出值得信賴的「自製保健食品」。

Q10 護膝有用嗎？

膝蓋出現疼痛或不適時，請一定要戴護膝。而且我建議盡早開始穿戴。

「還不到那麼痛……。」

「戴上護膝感覺好像生了病。」

有些人會因為這類原因而不喜歡穿護膝。

雖然我可以理解這樣的心情，**但還是及早開始穿戴比較好**。

因為這樣可以預防膝關節歪斜。

由於護膝可根據目的分成幾種類別，因此我要來介紹如何挑選適合的護膝。

①保暖型護膝

膝蓋出現疼痛和不適時，我建議可以穿這種護膝。

這種護膝的功用就是為膝蓋保暖，促進血液循環，舒緩肌肉緊繃。彈性布料中有添加橡膠。

通常在藥妝店就可以買到，非常方便。

②固定膝關節的護膝

症狀比①嚴重的話，可以穿戴接下來的這種護膝。

這種護膝會壓迫膝蓋，因此具有固定膝關節的作用，結構比①堅固、穩固。由於①的護膝對關節的支撐力不強，因此若膝蓋變形嚴重，就必須穿戴這種護膝。

③加強穩固膝關節的膝蓋

若膝關節變形越來越嚴重，就不能再靠②的護膝，而是要換成支撐力更強的護膝。這種護膝裡面有支架，可以防止關節搖晃，可以確實支撐膝蓋。

若膝蓋變形還不到非常嚴重，請視情況穿戴。長時間行走時穿著，其他時間則可以脫下。睡覺的時候當然也不用穿。

然而，若膝關節的變形加劇，連睡覺時翻身都會痛到醒來的話，就必須24小時穿戴。

無論是哪一種護膝，都能減輕膝關節的負擔，因此請根據自己的膝蓋狀態，選擇適合的類型。

Q11 有人建議我用拐杖？

感覺膝蓋輕微疼痛或不適的人，請使用拐杖輔助行動！

跟Q10的「護膝」一樣，也是**越早用越好**。

有滑雪過的人應該可以懂，滑雪的時候，就算路面不平，只要有雪杖支撐就能順利前進。

日常生活也是如此。

如果你覺得「腳有點怪怪的」，就請及早使用拐杖輔助吧！有拐杖的支撐，走起路來格外輕鬆。

順帶一提，拐杖有拐杖的正確使用方式。有考慮使用拐杖的人，請參考我接下來的說明：

- 應該用膝蓋不痛的那一邊撐拐杖。
- 步伐放小，走路時，感覺就像用拐杖撐著膝蓋。
- 拐杖的標準長度應該是身高的一半再加三公分。
- 若把手為T字形，短的一邊應該在前，長的一邊則在後。
- 用食指握住短的那一邊，其餘三隻手指握住長的那一邊。
- 若是輕微疼痛，可以採「2動作步行」的姿勢行走。

「2動作步行」是指依照「1、2」、「1、2」的節奏走路，「1」的時候，同時踏出痛的那隻腳與拐杖，「2」的時候踏出不痛的那隻腳。

若痛到連走路都有困難的話，我建議可以採取「3動作步行」。「1」的時候撐著拐杖，「2」的時候踏出會痛的那隻腳，「3」的時候踏出不痛的那隻腳。

以「1、2、3」、「1、2、3」的節奏行走。

無論你採取哪種步行方式，**走路的時候，都要把枴杖撐在稍微外側的地方，確實頂住地面並避免壓到自己的腳**。

當我建議患者使用枴杖時，遇到的最大難題大多是「患者本人對拐杖有抗拒」。

我的患者當中，也有很多人表示「一拿拐杖，就覺得自己好像一下子老很多，我不喜歡。」

但是，他們只有剛開始會覺得抗拒而已。由於拐杖可以大幅簡單膝蓋的負擔、減緩疼痛並且預防摔倒，所有人都對拐杖的效果感到驚訝。

因此，習慣之後，你一定會發現「拐杖已經變成不可或缺的好夥伴」。

就算價格貴一點也無妨，仔細了解各種拐杖的功能和設計，買到自己喜歡的拐杖，你一定會愛不釋手。請一定要找到一支適合你的拐杖以備不時之需。

Q12 「人工關節手術」恐怖嗎？

近來膝蓋的人工關節手術越來越普遍。

不過很多人會擔心「動手術之後，就不能用自己的腳走路了吧？」

我的想法是，**如果膝蓋的損壞達到一定程度，就必須換人工關節。**

其實我也有很多患者接受人工關節置換手術。

就我所看到的例子，很多人動手術之後，走起路來變得相當輕盈，簡直像重生一樣。這絕對不是令人卻步的手術。

順帶一提，術後回復良好的人，都具備以下的共通點：

- **勤勞做「甩甩操」，絲毫不懈怠。**
- **確實做好體重管理。**
- **確實執行復健訓練。**

也就是說，**在能力範圍內能做到就做的人，預後狀況較佳。**

接下來我要介紹一個這陣子剛動完膝蓋手術的案例：

這位患者原本很難靠自己行走，但他接受了人工關節置換手術，並確實執行復健訓練。

經過半年的復健，當他再度來到診所的時候，原本大幅向外彎的膝蓋，竟然變直了。

我還記得他踏著輕盈的步伐笑著說，

「還好有動手術，我現在走路輕鬆多了！」

如果你有考慮動手術，不要單憑印象就拒絕人工關節，請多查資料，以正面的態度看待手術。

第6章

想要擁有「永遠勇健的膝蓋」，飲食也非常重要

怎麼做才不會造成膝蓋的負擔？

就像我說過的，活動膝蓋和身體有助於減輕膝蓋的疼痛，不過除此之外也別忘了**減重**。**因為體重會直接對膝蓋造成直接的負擔**。

你知道我們的膝蓋承受了多少負荷嗎？

走路的時候，承受了體重的2倍重量、上下樓梯的時候，**負荷更是體重的5倍以上**。

因此，體重增加會對膝蓋造成很大的負擔。

例如，假設有一個人過了50歲之後，比20歲的時候胖了20公斤。這好比20歲的他每天扛著20公斤的槓鈴。

20公斤等於4包超市每包重達5公斤的米！就算是20歲年輕、健康的膝蓋，每天被20公斤的巨石壓著也會受不了。

我們可以想像得到，如果膝蓋幾十年來都被石頭壓著，膝蓋軟骨便會磨損、關節也會很快壞掉。

如果不減重，即使接受再好的治療、做再多緩解膝蓋疼痛的運動，還是一樣就像扛著20公斤的槓鈴，膝蓋不哀號才奇怪。

因此，若想緩和膝蓋的疼痛，就要先減重。1公斤也好。請從今天起趕快檢討自己的飲食。接下來我要介紹一些具體的方法。

❖膝蓋痛與體重的關係

另外，「體重的變化」還有另一種模式。那就是體重隨著年紀變輕。

你或許會想「變瘦不是很好嗎？」但是，這種減重模式絕對不健康。

這種方法減掉的並不是脂肪，而是肌肉。肌肉會隨著年紀增長而變少。

人類的肌力在20幾歲的時候達到巔峰。如果不持續鍛鍊，到了70歲的時候，全身的肌肉大概只剩下20幾歲時的一半。體重隨著年紀變輕的人，雖然脂肪不會增加，但肌肉卻衰退得特別明顯。

並且，從體重管理的角度來看，「**隨著年紀增長而變瘦的人想增胖**」比「**胖的人減重**」**更辛苦**。

因為這樣的人大多內臟功能衰退、無法吃肉，且一旦食量增加就會對腸胃造成過度的負荷，導致身體不適。

那麼，年紀大反而變瘦的人，該怎麼做才能增重？

答案是**增加進食的次數**。將每天吃飯的次數增加至五～六次。並且，每次少量進食。藉此可以避免增加腸胃負擔，促進消化與吸收。

另外也別忘了每天照本書介紹的體操活動身體。這樣就能自然增強全身的肌力。

不造成內臟負擔、少量多餐、增加肌肉，就能減輕膝蓋痛。

建議運動與飲食「雙管齊下」

我說過，隨著年紀增長，很可能由於難以控制體重或肌肉量減少，導致膝蓋的負擔加重。

因此，我除了會要求患者做「甩甩操」來減輕膝蓋痛之外，也一定會建議他們減肥。

通常我會教他們**「在減肥時雙管齊下，透過運動消耗50%的熱量，剩下的50%則透過飲食來控制」**。

這個減肥方法可以燃燒脂肪、增加肌肉量並自然減少食量，對於改善膝蓋痛最有效。

體重增加導致膝蓋負荷變重，想要解決這樣的問題，最有效的減肥法就是「飲食控制」與「運動」並行。

一般的減肥，也就是以維持理想體重為目的的減肥，通常會採取「九成靠飲食，一成靠運動」的做法。運動是瘦下來之後，避免「再度發胖」的必要方式。

然而，本書所說的減肥，最終的目的在於「減輕對膝蓋的負擔」，因此適當增加肌肉量相當重要。所以，本書的減肥法才會提高運動的比重。

只控制食量和飲食內容或者只注重運動的減肥方法，由於成功率太低，所以我並不推薦。

「早上吃香蕉減肥」、「納豆減肥法」等，雖然都是很久以前的減肥法，但都曾經因為健康節目的吹捧而紅極一時。

除了這些方法之外，未來一定還會有更多「〇〇減肥法」來來去去。乍看之下或許有這麼一回事，但絕對不能被這些流行的減肥法騙了。**單一食品的減肥法，從長遠看來效率非常差**。

這些方法幾乎都只能強調單一食材和極少部分的營養，就說「對〇〇有效！」，完全沒有任何可靠的根據。

並且，我還沒看過有人可以一直靠這種方法減肥。真正好的方法應該要可以持之以恆才對，也不會只是曇花一現。

以減輕膝蓋痛為目的而減重的話，就要飲食均衡並運動，**同時「降體重」並「增加肌肉」**。前面已經說明過運動，這章則要著重要「飲食」方面。

這樣吃，就可以減重「保護膝蓋」

透過飲食控制減重的重點，只有下列三點。只要做到這三點，減重就沒有那麼難。

①食量減少20％（降低總熱量）。

②避免血糖驟升。

③降低脂肪（因為脂肪的熱量相當高）。

我在後面會說得更詳細一點，不過基本上只要先從這三點開始落實即可。

體重順利降下來之後，膝蓋的負擔也會變小。

我要再說一遍，**膝蓋無法承受過重的體重**。

先減3公斤、再朝5公斤挑戰。減重後，你一定可以明顯感覺到膝蓋變舒服了。

我想很多人從經驗中也了解到，如果減肥的動機是「希望體態變好」、「想穿漂亮的衣服」、「希望身體檢查數據好看一點」等等的話，通常很難持之以恆。

不過，如果減重後確實能緩和膝蓋疼痛，我保證每個人都可以發揮驚人的「毅力」。

引發熱議的「減醣飲食」與疼痛的關係

我在前一節「介紹了三項重點，只要能做到，就可以降低體重，保護膝蓋」。首先是第①點減少20%的食量，我想這部分大家都可以理解。因為減少食量就能確實降低熱量的攝取。

接下來的第②點是避免血糖驟升——這部分稍微有點難，因此我希望能詳細說明一下。

最近「減醣飲食」這個字非常熱門。

醣類確實是很容易令人發胖的營養。觀察一下我們的周遭，就可以發現到處都是含有醣類的食物。

例如，想想看超商架上的食物。飯糰、便當、麵食、麵包、蓋飯、炒飯等飯類……，碳水化合物就占了一大半。碳水化合物指的就是醣類。

也就是說，**簡單來講，現代人陷入了「醣類中毒」的狀態**。

攝取過多的醣質後，醣質會轉化為中性脂肪堆積在體內。

因此只要我們控制醣類的攝取量就可以瘦下來。這就是「減醣飲食」。

❖如何減少白飯的攝取量？

話雖如此，白飯是日本人的主食。日本人一餐如果少了白飯或麵，就會覺得沒吃飽吧？

我就直接了當地說吧！除了發育期的年輕人可以把吃進去的東西立刻轉換為能量之外，每天白飯吃到飽，是絕對瘦不下來的。反而會慢慢變胖。

「我很少吃點心，平常也不會暴飲暴食。不知道為什麼還會變胖」，我的患者中也有很多這樣的人。

雖然看起來很令人納悶，但我卻很清楚他們變胖的原因。因為他們到了中高年，飲食習慣卻還是跟20幾歲、30幾歲的時候一樣。

基礎代謝（身體將食物轉換為能量）隨著年齡下降、活動量也不如以往。在這樣的情況下，**若飲食生活和年輕的時候一樣，不胖都難**。

因此，我們有必要從根本檢討「飲食方式」。

我會建議這樣的人採取以下的飲食方式。

- **主食**（白飯等）**分量減半**。
- **或者兩到三個月完全不碰主食**（白飯）。
- **抑或只有早餐吃主食，午餐和晚餐只吃配菜**。

請從中選擇適合自己的方式，立刻執行。

❖只要改變「進食的順序」……

「太愛吃飯，不可能將飯量減半」的人還有以下方法可行：**不要改變分量，只要改變每一餐的「進食順序」**。

光是這麼做，就有減重效果。

例如，你可以照下面的順序吃飯。

①蔬菜（沙拉、配菜等）→②湯（味噌湯等）→③主菜（肉、魚等蛋白質主食）→④主食（白飯、麵包、麵）。

為什麼這個順序可以減肥？

第一個理由是「胃的容量」。

先用蔬菜、主菜（蛋白質）把肚子填飽，最後吃主食的時候，自然可以減量。

另一個理由是**「避免血糖急速上升」**。

沒錯。這也是前面提到的三大要點的其中一點。

碳水化合物中含有的醣類，由於消化速度較快，所以如果先吃主食（碳水化合物），會導致血糖急速上升。

當血糖急速上升，體內就會開始分泌荷爾蒙胰島素。胰島素的作用是將多餘的醣類轉化為中性脂肪，囤積在體內。

因此，蔬菜、肉類應該放在主食之前吃。蔬菜、肉類中含有的食物纖維、脂肪及蛋白質，由於消化速度較慢，因此可以緩和血糖上升的速度。

你現在就能立刻採取這樣的進食順序。不須餓肚子。請一定要從今天開始挑戰看看。

令人介意的「油與脂肪」怎麼吃？

減輕膝蓋負擔的飲食三大重點的第③點是降低脂肪。

話說回來，我們會變胖的主要原因，是因為攝取過量的醣類和脂肪。因此，**減肥很重要的一點就是減少醣類和脂肪的攝取量**。

前面說明了如何攝取「醣類」，在這一章節則要介紹如何攝取「脂肪」。

模特兒或職業格鬥選手等基於工作因素必須嚴格控制體態的人，平常就會注意避免攝取過量的「脂肪」。

因為，**脂肪的熱量相當高**。

一大匙脂肪的熱量就高達110～120大卡（脂肪一克為9大卡）。

就算降低其他養分（醣類一克為4大卡、蛋白質為4大卡、食物纖維為0大卡）的攝取量，只要一吃到油脂，所有努力就前功盡棄了。

所以，**「飲食生活盡量避免過量的油脂」**，也有助於保護膝蓋。

❖「吃好油不會胖」是真的嗎？

接下來的內容比較難，不過，脂肪基本上可分為兩種。

第一種是飽和脂肪酸，主要是動物性脂肪。這種脂肪的特性，是在常溫下會凝固。

這種脂肪會導致中性脂肪和膽固醇增加，並引發動脈硬化等生活習慣病，通常被視為「壞」脂肪。

另一種是不飽和脂肪酸（單元、多元），包括青魚中含有EPA、DHA的油脂，以及植物性脂肪。這種油在常溫下不會凝固。人體無法自行製造Omega-3、Omega-9這兩種有助於維持身體健康的多元不飽和脂肪酸。

不過，有一點必須注意。雖然說「富含Omega-3的油很健康」，但是它並無法降低體內的膽固醇。

因此，「吃好油不會胖」是騙人的。**再怎麼「健康的油」，也都是「一團團中性脂肪」**。請別忘了，攝取過量油脂就必定會發胖。

在日常生活中盡量採低脂飲食，**並多吃蔬菜才是最正確的方式**。

不過，要人立刻改吃素的話，太不切實際了。首先，請先從簡單的地方開始做些小改變。例如：

- **不吃五花肉，改吃瘦肉。**
- **雞肉去皮、刮除油脂後再烹飪。**
- **將原本的煎、炸煮法改成川燙或蒸煮。**
- **燉煮食物的時候，先刮掉上層的油脂再吃。**

「一點一滴的小改變」都有助於減輕膝蓋的負擔。

❖脂肪是必要的營養之一

最後，我要提醒一件事。

有的人一聽到「脂肪熱量高」，就會覺得「那我就完全不吃油脂！」

但從健康的角度來看，我非常不建議完全不攝取油脂的極端方法。

因為**脂肪是能量的來源，也是腦部和形成細胞膜等身體成分的必需養分**。

據說有女星為了減肥而完全不碰油脂，導致肌膚變得粗糙、頭髮毛躁，反而看起來變老。這完全就是錯誤減肥法的典型失敗案例。

明明是為了健康才減重，卻反而變得更不健康，真是得不償失。

「甜食」是大敵？

有的人會問，不能吃餐後甜點嗎？在這一章節，我要說明攝取甜食的訣竅。

「甜食」當然是減肥大敵。

我的病患中有八成都是女性。大家經常討論到這個問題，可見女性對甜食真的愛不釋手。甜食也是女性減肥失敗的原因之一。

我們飯後和點心經常吃的零食甜點，幾乎都是糖類。而且，飲料中也含有大量的糖。

因此，減肥的時候，光是正餐減少碳水化合物的攝取量還不夠。如果正餐減少碳水化合物的攝取，卻吃甜點當點心或喝果汁解渴的話，就等於白費力氣了。

❖「最好不要碰」的醣類有哪些

醣類可分為好幾種，最需注意的是**高果糖玉米糖漿、單糖及雙糖**。我們的飲食中，至少要避開這些糖。

高果糖玉米糖漿是指飲料成分中經常看到的**甜味劑「果葡糖漿」**。由於這種糖會導致血糖急遽上升，因此是最需要避免的醣類。

單糖、雙糖包括白砂糖、蜂蜜、果糖等具有甜味的食品。所有零食、水果、甜麵包等，都含有單糖和雙糖。減肥期間，最好不要靠近這類食物。

❖真的要吃的話，請選擇「和菓子」

我通常這樣會建議我的患者。

如果真的很想吃零食，請選擇「**和菓子**」就好。

而且，我說的和菓子並不是超市或超商販售的和菓子，而是由職人細心製作的「精緻和菓子」。

這類和菓子由於價格高，所以也沒辦法一次吃很多吧！最重要的是，成分比其他零食甜點健康多了。

例如，**「不飽和脂肪酸」是對身體有害的成分，而好的和菓子幾乎都不含有不飽和脂肪酸。**

相較於垃圾食物、含有大量砂糖和脂肪的甜點（泡芙、蛋糕），和菓子可以說根本沒有不飽和脂肪酸。

❖有「吃零食也不會發胖的時段」!?

請限制「吃零食的時段」。

適合吃點心的時段是**「早餐過後立刻吃」**，或者最晚要在**「午餐過後立刻吃完」**。一整天只有這兩個時段可以吃點心。其他時間請控制口腹之慾。

說到「點心」，一般人會認為是兩餐之間吃的東西（正餐與正餐之間的空檔），不過我不建議這麼做。

我之所以說在兩餐之間吃點心不好，是因為這樣會導致血糖急速上升。在兩餐之間吃點心，會刺激飯後下降的血糖上升，導致多餘的醣類轉化為中性脂肪堆積在體內。

也有絕對不能吃甜食的時段。

那就是睡前。睡前吃甜食，醣類會直接吸收至體內轉化為中性脂肪堆積。

因此，如果你不想變胖，那就**絕對不能在晚餐後吃甜點**。

雖然我不建議養成吃甜點的習慣，但我再提醒一次，如果一定要吃的話，請選擇早餐或午餐過後。

總之，請選擇和菓子當作點心。並且，最晚在午餐過後吃完。這麼做，就可以藉由下午的活動消耗你所攝取的醣類。

聰明吃點心，就能快樂減重。當然，也別忘了減肥最好還是「不要吃甜食」。

攝取充分蛋白質的飲食，可以強化膝蓋

我在前面說明了醣類、脂肪等「最好控制攝取量的養分」。反過來講，也有「有益膝蓋、可以積極攝取的養分」。

這個養分就是**「蛋白質」**。

蛋白質是身體不可或缺的組成分子，是構成身體組織最重要的成分。

運動選手運動過後，會刻意攝取蛋白質。因為肌肉是由蛋白質組成。

由蛋白質組成的，不只有肌肉。

例如，骨頭也是由蛋白質構成（簡單來講，透過功能類似膠水的鎂，將鈣質黏到蛋白質組成的基底上）。

並且，很多有膝蓋痛症狀的人，都有荷爾蒙失調的問題，而荷爾蒙也是由蛋白質組成。

沒錯，**人類身體重要的機能，可說幾乎都是靠蛋白質發揮作用**。

透過上述說明，我想你應該可以了解蛋白質的重要性了。

❖大豆製品、青魚、動物……各種蛋白質來源

究竟該怎麼吃，才能攝取到如此重要的蛋白質？

平常沒做激烈運動、生活正常的人，每天每公斤需要攝取一克的蛋白質。可以攝取植物性蛋白質的**大豆製品**，以及富含Omega-3脂肪酸的**青魚**，都是可以多吃的食物。

其他包括雞、豬、牛、羊等動物的肉，也都含有蛋白質。**最好盡量攝取多種動物性蛋白質**。

具體而言，100克牛後腿的瘦肉，約可攝取到20克的蛋白質。一片紅鮭約可攝取到22克、1包納豆含有約8克的蛋白質，請以此做為攝取蛋白質的標準。

❖看「數據」提升動力！

像這樣，從食物中攝取大量蛋白質非常重要。然而，這些蛋白質並不會立刻轉換為肌肉。

想增加肌肉，必須進行肌肉訓練。

本書的「甩甩操」也有肌肉訓練的效果，因此動作做到位，就不需要特別進行肌肉訓練。

可以量測體脂肪、ＢＭＩ值、基礎代謝等的「身體組成分析儀」最近相當暢銷，我建議還沒買的人可以入手。

這台機器可以透過數據了解自己的身體變化，有助於提高動力。

推薦進行禁食（短期斷食）

「短期斷食」是很有效的減重方法。

據說短期斷食的效益良多。

例如可以提升免疫功能、治癒花粉症或異位性皮膚炎、改善肩頸痠痛、調整自律神經、緩解生理痛和PMS（經前症候群）等……。

不過，由於本書的主題是「膝蓋痛」，因此我要從這些功效中，選出有助於緩和膝蓋疼痛的部分。

這個功效就是「調節過大的食欲」。

也就是說，短期斷食可以**使人養成適量的飲食習慣**。

你平常會覺得自己「吃太多嗎？」雖然很多人都不沒這種感覺，但**我認為現代人大都「吃太多了」**。

例如，大部分的人視為常識的「一日三餐」。這個習慣並非自古以來就有。日本在江戶時代以前，都是「一日兩餐」。

如果**一餐不吃**會怎麼樣？

你或許會驚覺一整天下來變得更輕鬆了。比起一天吃三餐，把自己餵得很飽，一天吃兩餐的時候，身體和心情都變得舒服多了。

習慣這樣的飲食之後，或許還可以變成一天一餐。

最後，**請直接為自己安排「禁食的日子」**。

❖斷食的頻率「一周一天」

例如每個周末選擇一天禁食就夠了。這樣做就可以減輕體重，讓身體變好，非常值得一試。

試過之後，或許有人會覺得「一整天不吃東西也不會覺得痛苦，想持續斷食兩、三天看看」。

當然，持續斷食有持續斷食的好處，不過我建議最好不要單獨執行。因為必須考量健康上的風險。

持續斷食必須在醫師或斷食專家的指導下，以正確的方式進行。

下半身的衰弱，起因於「腎臟」

在中國的傳統醫學中醫裡，「腎」是一種身體的功能單位。

在西醫裡，腎指的是過濾血液、代謝體內廢物、調節血壓的器官。

相較於此，中醫裡的「腎」，指的並非器官。而是「腎」這種身體功能。

「腎」與職掌消化系統的「脾」，一起調節體內的水分。

並且，腎主管「身體精力＝能量、活力」，此功能相當於腎上腺皮質素的功能，而這個想法與現代醫學所說的腎臟有部分重疊。

「腎」若變弱，就會耗盡精力，形成「腎虛」的狀態。

這就是所謂的老化。

我們經常說「下半身虛弱」＝「初老現象」，從中醫的觀點來看，這個說法或許也是對的。因為「腎」位於腰部。「下半身虛弱」，也可以看做是「腎虛弱」。

沒錯，老化從「腎」開始。

因此，**想消除膝蓋痛的問題，如何養「腎」，讓腎充滿精氣、永保年輕非常重要。**

❖丟掉「精製鹽」，改吃「天然鹽」！

讓「腎」充滿精氣叫做「補精」。具體而言，就是多吃鹹食。

不過這裡的「鹹」，指的是**「天然鹽」**，請務必留意這一點。

我們在超市買的鹽，大多會標示「食鹽（食用精鹽）」。容器後方通常會寫著「99%氯化鈉」。也就是說，這是經過精製的「化學鹽」。

精製的化學鹽，只含有微量的鎂、鉀、鋅等礦物質。超市架上，也有「伯方鹽」、「赤穗天鹽」等價格較高的鹽。我建議最好選擇這類天然鹽。

話說回來，能補「腎氣」的，是**天然鹽中含有的礦物質**，而非化學鹽（加工的鈉）。

若你有膝蓋痛的問題，請盡量避免攝取「化學鹽」。

從營養學來看，攝取過量的化學鹽，會加速軟骨成分之一「鈣」的流失，導致軟骨磨損。

最後，也會引發關節疾病。

受不了「膝蓋保健飲食」的時候，該這麼做

我自己也減肥過，因此知道持之以恆有多麼困難。

「開始減肥！」，即使這麼下定決心，但兩個禮拜之後就開始受不了一堆東西不能吃，然後開始告訴自己「我這麼努力控制了，偷吃一點應該無所謂吧」，陷入兩難。

有一個很有效的方法可以解決這個問題。

那就是**設定「放縱日」**（cheat day）。這個英文單字直接翻成中文則是「欺騙日」。

這是指在減肥期中，設定讓自己**可以大吃大喝的一天**。

只要讓自己大吃大喝一天，就能消除減肥的壓力。這麼做的好處相當多，包括有助於克服減肥停滯期、滿足口腹之慾等。

只要「有一天可以盡情放縱自己」，就不會覺得減肥很痛苦。

想減重以緩解膝蓋疼痛的話，讓自己有一天放縱日，持之以恆非常重要。

BO0316

徹底終結膝蓋痛
10分鐘神奇甩甩體操

原　書　名／「ひざの痛み」に7つのゆらゆら体操
作　　　者／鈴木登士彥
譯　　　者／楊毓瑩
企 畫 選 書／陳美靜
責 任 編 輯／劉芸
版　　　權／黃淑敏、翁靜如、林心紅、吳亭儀、邱珮芸
行 銷 業 務／莊英傑、周佑潔、王瑜

總　編　輯／陳美靜
總　經　理／彭之琬
事業群總經理／黃淑貞
發　行　人／何飛鵬
法 律 顧 問／台英國際商務法律事務所　羅明通律師
出　　　版／商周出版
臺北市104民生東路二段141號9樓
電話：(02) 2500-7008　傳真：(02) 2500-7759
E-mail: bwp.service @ cite.com.tw
發　　　行／英屬蓋曼群島商家庭傳媒股份有限公司　城邦分公司
臺北市104民生東路二段141號2樓
讀者服務專線：0800-020-299　24小時傳真服務：(02) 2517-0999
讀者服務信箱E-mail: cs@cite.com.tw
劃撥帳號：19833503　戶名：英屬蓋曼群島商家庭傳媒股份有限公司城邦分公司
訂 購 服 務／書虫股份有限公司客服專線：(02) 2500-7718；2500-7719
服務時間：週一至週五上午09:30-12:00；下午13:30-17:00
24小時傳真專線：(02) 2500-1990；2500-1991
劃撥帳號：19863813　戶名：書虫股份有限公司
E-mail: service@readingclub.com.tw
香港發行所／城邦（香港）出版集團有限公司
香港灣仔駱克道193號東超商業中心1樓
電話：(852) 2508-6231　傳真：(852) 2578-9337
馬新發行所／城邦（馬新）出版集團
Cite (M) Sdn. Bhd.
41, Jalan Radin Anum, Bandar Baru Sri Petaling, 57000 Kuala Lumpur, Malaysia.
電話：(603) 9057-8822　傳真：(603) 9057-6622　E-mail: cite@cite.com.my

封 面 設 計／黃宏穎
印　　　刷／韋懋實業有限公司
經　銷　商／聯合發行股份有限公司　電話：(02) 2917-8022　傳真：(02) 2911-0053
地址：新北市新店區寶橋路235巷6弄6號2樓

■2020年7月9日初版1刷
■2020年9月29日初版2刷

Printed in Taiwan

國家圖書館出版品預行編目（CIP）資料

徹底終結膝蓋痛：10分鐘神奇甩甩體操／鈴木登士 著；楊毓瑩譯. -- 初版. -- 臺北市：商周出版：家庭傳媒城邦分公司發行, 2020.07
面；　公分
譯自：「ひざの痛み」に7つのゆらゆら体操
ISBN 978-986-477-867-6（平裝）
1.膝痛　2.運動療法
416.618　　109008568

定價270元
ISBN 978-986-477-867-6